呼吸器外科低侵襲手術［DVD付］

基本テクニックから単孔式手術，
ロボット手術まで

藤田医科大学 呼吸器外科 臨床教授
須田　隆　著

南山堂

はじめに

　現在，呼吸器外科領域において胸腔鏡手術は，習得すべき必須の手術手技となり，ほとんどすべての呼吸器外科手術に応用されています．しかしながら，比較的新しいこの手術手技には定まった方法がなく，施設によってその方法は異なります．現在，各施設で様々な工夫を加えながら手術が行われておりますが，新しい手術手技であるために，学会や研究会で見られる手術ビデオの中には安全性に問題のある手技があるのも確かです．私の色々な経験（もちろん良い経験ばかりではありません）の中で確立した方法を紹介することは，皆様の手術手技の洗練，安全性の確保に少しでも寄与できるのではないかと考え，本書を執筆しました．

　近年，胸腔鏡手術にさらに新しい変革が訪れつつあります．将来の胸腔鏡手術の発展性には大きく分けて2つの道があります．1つは現在の低侵襲性を維持しながら，より難易度の高い，高精度な手術を目指す道，そしてもう一つは現在の手術精度を落とすことなく，さらに低侵襲を目指す道です．現在のロボット支援手術は前者，単孔式手術等は後者でしょうか．私は，「経験しないとわからないことがある」との考えから，ロボット支援手術や単孔式手術を含めて，今まで良いと思ったことは積極的に挑戦し，さらに最善の方法を模索し，独自の方法を開発してきました．よって私の手技を紹介したこの本には，通常の胸腔鏡手術のみならず，まだまだ発展途上にある単孔式手術やロボット支援手術，剣状突起下アプローチによる手術などの新しい手技についても書かれています．まだ評価が十分確立されていない手技も含まれますので，ご理解の上で参考にして頂ければと思います．

　テクノロジーの進化は，今までできなかったような手術を可能にしています．胸腔鏡手術の発展は，器具の発展なくしてありえません．きっと10年後には，現在では考えられないような器具や機械が考え出され，より低侵襲でより高精度な，まったく新しい手術法が存在するのでしょう．この世界に身を置く私が大切にするホーキング博士の言葉があります．"Intelligence is the ability to adapt to change." 私は，目まぐるしく変化するこの呼吸器外科低侵襲外科手術の世界に大きな魅力を感じます．皆様の今後の低侵襲手術手技の発展のため，本書が少しでも参考になれば幸甚です．

　本書作成にあたり，藤田医科大学の胸腔鏡手術とロボット手術を共に立ち上げた服部良信先生，根木浩路先生，杉村裕志先生に感謝致します．留学の機会を与えていただき，世界は届くところにあることを教えてくれたG.A. Patterson先生に感謝します．藤田医科大学呼吸器外科学の星川康教授，栃井祥子先生，栃井大輔先生，医局員の皆様と一緒に行っている毎日の手術の中で，手技を洗練すべく行ってきた日々の努力によってこの本は完成しました．この場をお借りして皆様に御礼申し上げます．山田幸子看護長を中心とした藤田医科大学手術室看護師の皆様，藤田医科大学臨床工学技士の山内章弘先生，豊崎正人先生らによるプロフェッショナルな技術とチームワークに感謝致します．直接，手術室マニュアルの助言をいただいた手術室看護師の森本秀樹くん，與座春日さん，そして舟橋綾さん，ありがとうございました．素晴らしい手術チームと出会えて私は幸運です．美しいイラストをたくさん描いていただいたイラストレーターの森真由美様，本書の発行を決めていただき貴重な機会を与えて頂きました南山堂の皆様に厚く御礼を申し上げます．

2019年4月

須田　隆

Contents

総　論

1　胸腔鏡手術

1. 胸腔鏡手術の歴史と現状 … 2
2. 胸腔鏡下手術の定義 … 2
3. 胸腔鏡手術の利点と欠点 … 4
4. 胸腔鏡手術で使用する器具 … 4
   - A　内視鏡システム … 4
   - B　ポート … 7
   - C　鑷子 … 7
   - D　剥離鉗子 … 10
   - E　その他の鉗子 … 10
   - F　Vessel sealing device … 10
   - G　剪刀 … 12
   - H　ステープラー … 12
   - I　その他の器具 … 14
5. 胸腔鏡手術の基本テクニック … 16
   - A　胸腔鏡手術の視野の見せ方：見上げ法とモニター反転法 … 16
   - B　体位 … 18
   - C　ポートの数と挿入法 … 18
   - D　剥離操作 … 19
   - E　縫合と結紮法 … 20
   - F　ステープラーの使用法 … 21
   - G　第1助手の術野展開 … 24
   - H　スコピストのコツ … 26
   - I　エアリークテストと気漏閉鎖 … 26
   - J　ドレーン挿入と開創法 … 27
   - K　術後疼痛対策：傍脊椎神経ブロック法 … 27

Contents

- **6 胸腔鏡手術の出血対策** 29
  - A 圧迫止血 30
  - B タコシール®接着止血法 30
  - C 開胸止血法 31
- **7 胸腔鏡手術のトレーニング法** 32
- **8 修練者が行うべきこと** 32

2 単孔式手術　35

- **1 単孔式手術の歴史と現状** 35
- **2 単孔式手術の利点と欠点** 35
- **3 単孔式手術で使用する器具** 36
  - A 術者の左手用の鑷子 36
  - B 単孔式手術用鉗子 36
  - C 剣状突起下アプローチによる単孔式胸腺摘出術用のポート ... 37
- **4 単孔式手術の基本操作とコツ** 38
  - A 単孔式肺切除術の基本操作とコツ 38
  - B 剣状突起下アプローチによる単孔式胸腺摘出術の基本操作とコツ ... 40
- **5 単孔式手術の出血対策** 43
  - A 単孔式肺葉切除時（側臥位）の出血対策 43
  - B 剣状突起下アプローチによる単孔式胸腺摘出術時の出血対策 ... 43
- **6 単孔式手術のトレーニング法** 44
  - A 単孔式肺葉切除術のトレーニング法 44
  - B 剣状突起下アプローチによる単孔式胸腺摘出術のトレーニング法 ... 44

3 ロボット支援手術　47

- **1 ロボット支援手術の歴史と現状** 47
- **2 ロボット支援手術の利点と欠点** 48
- **3 ロボット支援手術で使用する器具** 49
  - A ロボット本体 49
  - B 鉗子（da Vinci® EndoWrist®） 52
  - C ポート 55
  - D エネルギープラットフォーム 55
  - E その他の器具 56

4 ロボット支援手術を始める前の準備 ... 57
A 認定の取得まで ... 57
B 事前に決めておくこと ... 58

5 麻酔，患者体位および外科医，看護師の配置 ... 61

6 ロボット支援手術時の出血対策 ... 63

7 ロボット支援手術のトレーニング法 ... 66

各 論

1 胸腔鏡下肺切除術 ... 70

1 胸腔鏡下肺楔状切除術 ... 70
A 胸腔鏡下3ポート肺楔状切除術 ... 70
B 胸腔鏡下単孔式肺楔状切除術（側胸部アプローチ） ... 72
C 剣状突起下アプローチによる単孔式肺楔状切除術 ... 73

2 3ポート肺葉切除術 ... 75
A 右上葉切除術 ... 77
B 右中葉切除術 ... 81
C 右下葉切除術 ... 84
D 左上葉切除術 ... 88
E 左下葉切除術 ... 92

3 胸腔鏡下3ポート肺区域切除術 ... 95
A 右S^6区域切除術 ... 95

4 縦隔リンパ節郭清 ... 97
A 右縦隔リンパ節郭清 ... 97
B 左縦隔リンパ節郭清 ... 99

5 単孔式肺葉切除術＋縦隔リンパ節郭清 ... 101

6 ダビンチロボット支援肺葉切除術＋縦隔リンパ節郭清 ... 105

2 胸腔鏡下縦隔腫瘍手術 ... 111

1 側胸部アプローチによる後縦隔腫瘍摘出術 ... 111
2 側胸部アプローチによる胸腺摘出術 ... 112

Contents

3 剣状突起下アプローチによる胸腺摘出術 ……114
- A 剣状突起下アプローチによる単孔式胸腺摘出術 ……114
- B 剣状突起下アプローチによる2孔式胸腺摘出術 ……119
- C 剣状突起下アプローチによるロボット支援胸腺摘出術 ……120

付録 手術準備マニュアル

1 胸腔鏡下（3ポート，単孔式手術）肺葉切除術＋リンパ節郭清 ……126
- A 準備機材 ……126
- B 予備物品 ……126

2 剣状突起下アプローチによる単孔式胸腺摘出術 ……132
- A 準備機材 ……132
- B 予備部品 ……132

3 ロボット（Xiシステム）肺葉切除術＋リンパ節郭清 ……134
- A 準備機材 ……134
- B 予備物品 ……134

4 剣状突起下アプローチによるロボット支援胸腺摘出術 ……137
- A 準備機材 ……137
- B 予備物品 ……137

索引 ……140

動画

●総論
- 動画 1-1 Vessel sealing device の使用上の注意点 ……11
- 動画 1-2 棒状のノットプッシャーによる結紮 ……21
- 動画 1-3 成毛式結紮器による結紮 ……21
- 動画 1-4 ドレーン挿入 ……27
- 動画 1-5 傍脊椎神経ブロック ……28
- 動画 1-6 タコシール®接着止血法 ……31
- 動画 2-1 GelPOINT® Mini 挿入法 ……40
- 動画 3-1 バイポーラで組織を焼き切る方法 ……54
- 動画 3-2 da Vinci®ステープラー使用時の注意点 ……55
- 動画 3-3 da Vinci®緊急ロールアウト（離脱）……64

●各論
- 動画 1-1 胸腔鏡下単孔式肺楔状切除術（側胸部アプローチ）……72
- 動画 1-2 剣状突起下アプローチによる両側肺楔状切除術 ……74
- 動画 1-3 3ポート右上葉切除術 ……78
- 動画 1-4 3ポート右中葉切除術 ……82
- 動画 1-5 3ポート右下葉切除術 ……84
- 動画 1-6 3ポート左上葉切除術および単孔式左上葉切除（肺門処理先行法）……88
- 動画 1-7 3ポート左下葉切除術 ……92
- 動画 1-8 右気管分岐下リンパ節郭清 ……97
- 動画 1-9 右上縦隔リンパ節郭清術 ……98
- 動画 1-10 左気管分岐部リンパ節郭清 ……99
- 動画 1-11 左上縦隔リンパ節郭清 ……100
- 動画 1-12 左肺門〜上縦隔リンパ節郭清 ……102
- 動画 1-13 ロボット支援肺葉切除＋縦隔リンパ節郭清 ……105
- 動画 2-1 側胸部アプローチによる縦隔腫瘍切除 ……111
- 動画 2-2 剣状突起下アプローチによる単孔式胸腺摘出術 ……115
- 動画 2-3 剣状突起下アプローチによるロボット支援胸腺摘出術 ……121

イラストレーター：森 真由美

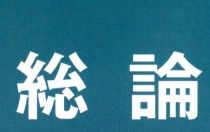

総論

第1章　胸腔鏡手術 ……………… 2
第2章　単孔式手術 ……………… 35
第3章　ロボット支援手術 ……… 47

1 胸腔鏡手術

胸腔鏡手術は，施設によって適応疾患は異なるが，現在ほとんどの施設で行われている手術手技である．総論では，胸腔鏡手術の歴史と現状，定義，利点と欠点，胸腔鏡で使用する器具，基本テクニックおよびトレーニング法について述べる．当然，単孔式手術やロボット支援手術も胸腔鏡手術に含まれるが，本書では便宜上分けて述べる．

1 胸腔鏡手術の歴史と現状

光学機器としての内視鏡の開発は，1885年のMaximilian Nitzeの膀胱鏡から始まったとされる．この膀胱鏡には，発明されて間もないエジソンの電球を改良した光源が使用された．胸腔鏡手術の歴史は，1910年にスウェーデンの内科医Jacobaeous HCが局所麻酔下に膀胱鏡を胸腔内に誘導して結核の治療に用いたことに始まったとされる[1]．その後胸腔鏡は主に結核の治療や胸膜炎の診断に使用された．1980年頃より内視鏡システムとステープラーに代表される鏡視下手術器具の開発が進み，より高度な手術が可能になった．さらに1987年にフランスのPhilippe Mouretらは，腹腔鏡下胆嚢摘出術を開始し，その有用性が確認されると，1990年初めには胸部領域においても胸部疾患の治療に広く内視鏡が導入されるようになった[2,3]．

日本の呼吸器外科領域においては，1990年代初めにまず気胸などの良性肺疾患に胸腔鏡手術が導入され，1994年4月に胸腔鏡手術が保険適応になった後に急速に普及した．その数年後には，胸腔鏡手術は原発性肺癌を含めたほとんどの呼吸器外科疾患に応用された[4]．胸腔鏡手術は，開胸手術と比較して低侵襲で合併症が少ないとの報告が多い[5~7]．2013年のアメリカ胸部医師学会American College of Chest Physicians（ACCP）のガイドライン[8]では，stage ⅠとⅡの非小細胞肺癌に対する胸腔鏡手術は開胸手術よりも好ましいとされ，推奨度はグレードⅡC（weak recommendation, low-quality or very low-quality evidence）とされている．National Comprehensive Cancer Network（NCCN）非小細胞肺癌ガイドライン2015年版では，「解剖学的または外科的な禁忌がない患者には，胸部外科における標準的な腫瘍学の原則と切除の原則が順守される限り，胸腔鏡手術または低侵襲手術（ロボット支援下アプローチを含む）を強く考慮すべきである」とされ[9]，2018年の日本肺癌学会による肺癌診療ガイドライン[10]での推奨度はグレードC2（胸腔鏡補助下肺葉切除を行うよう提案する）となっている．

2 胸腔鏡手術の定義

胸腔鏡手術 video-assisted-thoracic surgery（VATS）は，日本ではビデオ補助下手術と訳されたことから，モニター画面のみを見て行う手術だけでなく，開胸器を使用して，直視下に手術を行い，ときに補助として胸腔鏡を併用する手術も含まれている．一般には術者も助手もモニターのみを見て行う手術を完全鏡視下手術（complete VATSもしくはpure VATS）と呼び，術者が実際の術野とモニター画面の両者を見て行う手技をハイブリッド手術（hybrid VATS）もしくは胸腔鏡補助下手術（紛らわしい呼び方である）と呼んでいる（図1-1～3）．

2014年に報告されたInternational VATS Lobectomy Consensus Groupの声明では，2007年のCancer and Leukemia Group B（CALGB）39802 trialで用いられた，「開胸器を使用しない，創の大きさは肺を取り出すための最大8 cmまで，肺葉切除のために肺動脈・肺静脈・気管支を個別に剥離すること，そして標準的なサンプリングもしくはリンパ節郭清を行うこと」がVATS Lobectomyのコンセンサスの得られた定義としている[11]．

ハイブリッド手術では，術者は小さな創から覗き込んで手術を行う．ハイブリッド手術の利点は，胸腔鏡

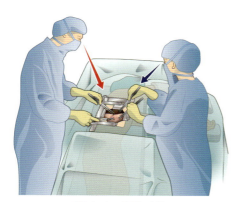

図 1-1　開胸手術

開胸手術は，術者・助手ともに直接術野を見て行う手技である．

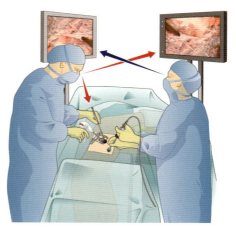

図 1-2　ハイブリッド手術

ハイブリッド手術は，術野の直視とモニター視，両者を使い分けて行う手技である．術者は主に直視で手術を行い，助手は主にモニターを見て手術をサポートする．

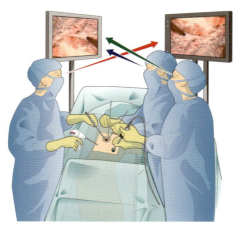

図 1-3　完全鏡視下手術

完全鏡視下手術は，術者・助手・スコピストともにモニターのみを見て行う手技である．

手術の欠点である2次元の画面ではなく，3次元で手術が可能なことである．区域切除や気管支形成術など，より立体視が必要な手術に有用とされる[12]．欠点は，小さな創から見える範囲は限られることである．さらに，術者が修練者であった場合，指導者が同じ視野で手術を見ていないことから，指導者の目（と手）が十分に届かない（**表 1-1**）．

完全鏡視下手術の利点は，術者の視野が助手のみならず麻酔科医，看護師と共有でき，直視では見られないような覗き込む視野および，より細かな操作を可能にする拡大視が得られることである．欠点は，3D内視鏡システムやロボットシステムを使用しない限り2次元モニターであるため，立体把握が困難であることである．

本書で説明する手技は，すべて完全鏡視下手術である．

表 1-1　ハイブリッドアプローチと完全鏡視下アプローチ

	ハイブリッドアプローチ	完全鏡視下アプローチ
視　覚	2次元＋3次元	2次元
創の最大径（cm）	4〜8	3〜4
創の数	2〜4	1〜5
開胸器の使用	使用する場合がある	使用しない
術者の視野の共有	無し	有り
主に使用する器具	開胸用および内視鏡用	主に内視鏡用

3 胸腔鏡手術の利点と欠点

開胸手術と比較した胸腔鏡手術の手技上の利点としては，①斜視鏡の適切な操作により血管の裏側などの開胸手術では見ることができないような場所が見えること，②拡大視が可能なこと，③ポートを支点にして鉗子が操作できるので鉗子の先端の震えが抑えられ，より細かい操作が可能になること，④完全鏡視下手術は術者が見ている画面を手術チームである助手・麻酔科医・看護師が共有できるので円滑な手術進行が可能になり，出血など有事の際にも迅速な対応ができること，⑤創が小さく整容的に優れること，⑥痛みが少ないこと，⑦広背筋，前鋸筋，肋間筋の呼吸筋の切離が最小限で済むので術直後の肺機能低下が少ないこと，⑧ドレーン留置期間や在院日数が減少することなどが報告されている[5〜7,13〜15]．

一方，胸腔鏡手術の欠点は，①2次元モニター視であるため立体把握が困難であること，②鉗子の挿入角度に制限があるので自然な方向での剥離・縫合操作が困難であること，③触診が困難であること，④出血時の対処が開胸手術より困難なことである（**表1-2**）．

近年，これらの欠点を補うためにロボット支援手術が導入されるようになった．ロボット支援手術では3次元での視野，生理的振戦の除去，胸腔内で人間の手と同じように動く関節のある鉗子による操作が可能に

表1-2 胸腔鏡手術と開胸手術の比較

	開胸手術	胸腔鏡手術
創の大きさ（cm）	10〜30	1〜4
創の数	1〜3	1〜5
開胸器の使用の有無	有り	無し
呼吸筋の切離	多い	少ない
肋骨の切断	時に必要	不要
視野	3次元	2次元
覗き込む視野	難しい	容易
拡大視	不可	可能
鉗子の先端の生理的振戦	有り	少ない
自然な方向での縫合操作	容易	難しい
出血時の迅速な対応	可能	開胸より難しい

なった．これからの医療工学の発展は，胸腔鏡手術の欠点を補い，今後人間の手ではできないような手術を可能にすると思われる．胸腔鏡手術を行うにあたり，手術の目的として最も重要なことは，低侵襲であることではなく，安全に疾病を治すことである．低侵襲であるからといって安全性に問題があってはならないし，根治性を含めた手術の精度も落としてはならない．術者の経験や技量，患者の状態および疾患の進行度に合わせた，適切な手術法を選択することが肝要である．

4 胸腔鏡手術で使用する器具

外科医の技量の良し悪しは，道具を選ぶところから始まっている．良い器具を使用することによって，安全で精度の高い手術を行うことができる．内視鏡手術の世界では常に新しいものが開発され販売されている．学会の機械展示ではより良いものがないか常に目を光らせる．

以下に胸腔鏡手術用の器具を紹介する．

A 内視鏡システム

筆者は基本的に10 mm硬性鏡の30°斜視鏡を使用している．最近の細径の硬性鏡は鮮明な明るい画像が得られるので，5 mmでも十分手術可能である．フレキシブルなものは，呼吸器外科領域で使用する施設は少ない．その理由として，フレキシブルな内視鏡は先端から屈曲する部位までの距離が長いため，狭い胸腔内では使いにくいことがあげられる．画質に関しては，最近のものはいずれも鮮明で差を感じない．最近では4K，8Kの内視鏡システムや3D内視鏡も販売されている．

1 オリンパスの内視鏡システム

10 mm一体型のカメラシステム「VISERA ELITE」は，先端にヒーターがついているため，曇り止めが不要で便利である．ピントも自動で調整してくれる．30°斜視を操作するときに使用するグリップが360°回らないことが残念であるが，優れた内視鏡システムである．「VISERA ELITE」のスコープとカメラヘッドが分離しているタイプ（分離型）は，血液が画面に映ると画面全体が暗くなってしまう．オリンパスによると，明るさをスコープの先端で感知しているか（一体型），カメラヘッドの部位で感知しているか（分離タイプ）の違いとのことである．暗くなるようでは，安全な手術はできない．最新のカメラシステムである「VISERA ELITE II」は分離型しかないが，イメージセンサーが3CCDからCMOSに変更され，光源がLED化さ

表 1-3　オリンパス（各製品の比較の表）

	VISERA ELITE Ⅱ	VISERA ELITE	3D Imaging Solution	VISERA 4K UHD
発売日	2016年12月	2011年10月	2013年5月	2015年10月
信号出力（解像度）	1,920 × 1,080	1,920 × 1,080	1,920 × 1,080	・4,096 × 2,160 ・3,840 × 2,160 ・1,920 × 1,080
信号出力（通信方式）	3G-SDI または HD-SDI が選択可能	SDI（HD-SDI または SD-SDI），DVI（WUXGA，1080P または SXGA が選択可能）	3G-SDI または HD-SDI が選択可能	3G-SDI または HD-SDI が選択可能
光源	・LED ・キセノン（IRのみ）	キセノン	キセノン	キセノン
カメラヘッド イメージセンサー	3CMOS	3CCD	3CCD	CMOS
3D対応	○	×	○	×
IR対応（ICG対応）	○	×	×	×
先端CCDレンズ搭載スコープ　接続可否	・硬性型（HD/3D） ・先端湾曲型（HD/3D）	・硬性型（HD） ・先端湾曲型（HD）	・硬性型（HD） ・先端湾曲型（HD/3D）	×
先端CCDレンズ搭載スコープ　備考	・10 mm 経（HD/3D）→フォーカスフリー，曇り防止機能 ・5 mm 経（HD）→フォーカスフリー			―

イメージセンサーCCD（Charged-coupled devices）と CMOS（Complementary metal-oxide-semiconductor）の違いについて
CCD も CMOS も，センサーに入射された光を電荷に変換し，電気信号として処理する，という点は同じである．CCD は，各々の受光部の電荷は隣接する受光部に一斉に転送され，これを繰り返す事でバケツリレーのように順次外部に信号を取り出す方法である．CMOS に比べて相対的に感度が高く，ノイズが少ない，構造が複雑で高価 という特徴を持つ．CMOS は，各々の受光部が独立して電荷を増幅，デジタル変換する回路を持ちデジタル信号としてデータを出力する方法である．CCD に比べ消費電力が低く，高速処理が可能だが特定のノイズをもちやすいため補正機能が必要になる．しかしながら最近は，裏面照射型 CMOS が開発され，より高感度と低ノイズが実現された．CCD より高感度で低ノイズを実現した絵作りができるようになってきたようである．

れたことなどにより，分離タイプでも明るい視野が得られるようになった．赤外光観察も可能になったため，区域間の同定に ICG を使用している施設には有用と思われる．最近では 4K のシステムも販売されている．4K システムでは 55 インチのモニターでも鮮明な画像が得られ，拡大モードにしても 1.4 倍くらいまでは画質が落ちない．拡大視したい場合は有用かもしれない（**表 1-3**）．オリンパスの製品にロングスコープはないので，ロングスコープを使用したい場合は他社のものと組み合わせなくてはならない．

2　カールストルツの内視鏡システム

カールストルツの内視鏡システム（**図 1-4**）では，輝度の均質化（CLARA モード）およびコントラスト強調（CHROMA モード）が可能である．これらのモードでは通常のモードよりも明らかに術野の鮮明さが強調され，より細かい色調の差を見ることができる．また，画質を大きく損なうことなく拡大視が可能である．分離型では，ロングスコープ（**図 1-5**）を使用しても暗くなることはない．また，専用のカメラヘッド・スコープ・光源装置により内視鏡下の ICG 蛍光画像を確認することが可能である．

EndoCAMeleon®（**図 1-6**）は手元のダイヤルで視野方向を 0°〜120°に調整することでき，さらにスコープ本体を回転させることでほぼすべての方向をカバーすることが可能になった．よって従来のスコープでは確認不可であった領域を観察することが可能である．剣状突起下アプローチによる単孔式胸腺摘出術において，左心膜から横隔膜周囲の観察をしたいときに有用なツールである．

3　ストライカーの内視鏡システム

ストライカーの内視鏡システム（**図 1-7**）は，早い段階から CMOS を採用している．ストライカーの新しいモデルである「1588 Advanced Imaging Modality（AIM）」では新しい映像モダリティの AIM を搭載し，一つ一つのピクセルレベルでの画像処理を行うことで，よりクリアな映像を実現するだけでなく，高精細のカメラ映像を実現した．最新の 3CMOS チップが採用されている．Clarity モード（**図 1-8**）は軍事技術を医療に応用したストライカー社独自のモードであり，ミストや湿気，ノイズを軽減し，彩度，明度の向上，細

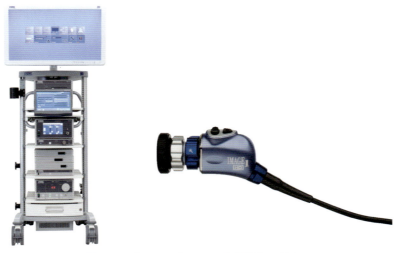

図 1-4　カールストルツの内視鏡システム
専用のカメラヘッド・テレスコープ・光源装置により内視鏡下での ICG 蛍光画像を確認することが可能である．

図 1-5　カールストルツのロングスコープ
剣状突起下アプローチによる単孔式胸腺摘出術ではロングスコープを使用すると術者の両手との干渉を減らすことができる．

図 1-6　カールストルツの EndCAMeleon®
手元のダイヤルで視野方向を 0°から 120°に調整することができ，さらにスコープ本体を回転させることでほぼすべての方向をカバーすることが可能である．

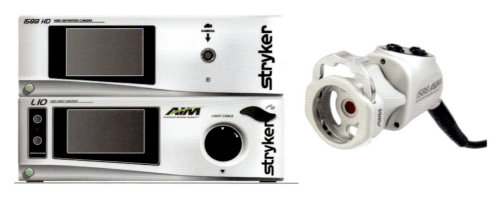

図 1-7　ストライカーの内視鏡システム

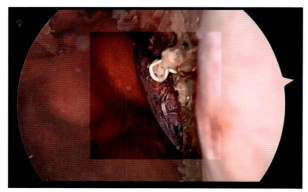

図 1-8　ストライカーの Clarity モード
蒸留水を使用したエアリークテスト時の Clarity モード．真ん中の四角の中が Clarity モード使用した画像．もちろん全画面にできる．

部強調を可能にする．このモードはその効果の強さを調整することができる．このモードでは煙やミストのない画像（虚像）を作り出しているため，モードをあまり強くすると，かなり不自然な画像になる．ストライカーも内視鏡下の ICG 蛍光法に対応可能な ENV（Endoscopic Near-infrared Visualization）機能を有している．

　筆者は，通常モードの画質に関して各社間に大きな差を感じない．筆者の目では 4K のすばらしさは判定できないようである．いずれにせよ内視鏡システムの選択において大切なことは，細径でも画面が明るく鮮明なものを選ぶことである．

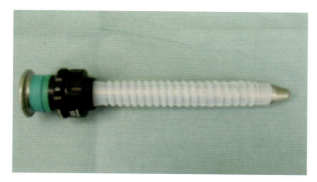

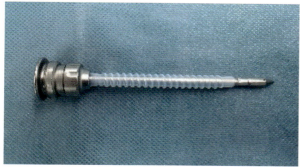

図1-9　カールストルツのポート

ソフトソラコポート™と比較してカメラスコープを挿入した時にカメラが血液でやや汚れにくい印象がある．ディスポーザブルではないので経済的に優れる．写真は10 mm（上）と5 mm（下）のポート．

B ポート

ポートには，CO_2送気圧を保つための弁が付いているタイプのものと付いていないタイプのものがある．CO_2送気を使用するときは弁の付いているものを選択する．筆者は，肋間を広げない小開胸創の創保護具も広義のポートと考えている．

1 カールストルツのポート

カールストルツのポートは使い捨てではないため経済的に優れている．コヴィディエンのソフトソラコポート™よりカメラが血液で汚れにくいため，筆者はこのポートをカメラスコープ用に使用している（図1-9）．後述するソラメットの剥離鉗子や肺鉗子は通らない．

2 ソフトソラコポート™　シリーズ　5 mm/12 mm/15 mm（コヴィディエンジャパン株式会社）

カメラポート，創保護具以外は主にソフトソラコポート™（柔らかいものと固いものがあるが，柔かいものを選択する）を使用している（図1-10）．このポートを使用すれば，後述のソラメットの剥離鉗子（トンシル鉗子）の先端は胸腔内で普通に開くことができ

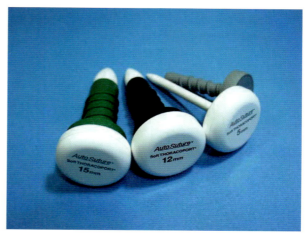

図1-10　ソフトソラコポート™　シリーズ

5 mm/12 mm/15 mm（179308/179309/179310）
筆者らは5 mmと12 mmを使用している．固いものも販売されているが，素材が柔らかいソフトポートを選択する．ディスポーザブルである．

る（図1-11）．このソフトソラコポート™とソラメット剥離鉗子を併用することは，開胸手術のような感覚で胸腔鏡手術操作を行うことを可能にする．筆者は，これも胸腔鏡手術をうまく行うためのコツの一つと思っている．

3 創保護具

筆者は，3ポート胸腔鏡下肺葉切除時の小切開創には，創保護具を使用している．ウーンドリトラクター（アプライド）（図1-12）は，フレームを巻き上げるタイプで破れにくい．ラッププロテクター™（八光）（図1-13）は，安くて使い勝手が良いが，破れやすいのが欠点である．

C 鑷子

術者が左手（右利きの場合．以後，術者は右利きとして説明する）に持つ鑷子の選択は重要である．呼吸器外科手術では薄い血管鞘を把持しなくてはならないため，鑷子の先端は把持力の良いDeBakey型を勧める（図1-14）．鑷子の把持する部位（ホルダー）の形状には，鑷子型ホルダーとピストル型ホルダーがある（図1-15）．ピストル型ホルダーの鑷子は，鑷子の先端の方向を変えるために人差し指で鑷子の基部を回転させる必要があり（開胸手術時や胸腔鏡手術時の鑷子型ホルダー使用時には，手首の関節で無意識に行っている操作である），通常の鑷子型ホルダーと比較して，さらに1アクションを加える必要がある（図1-16）．よって筆者は，鑷子型ホルダーを好んで使用している．

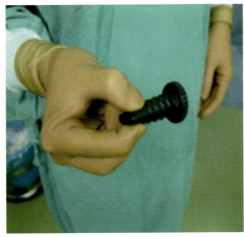
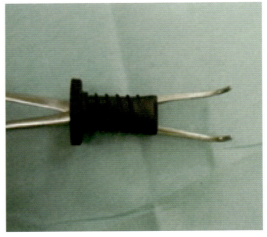

図 1-11　ソフトソラコポート™とソラメット鉗子
固いものではなく柔らかいソフトソラコポート™を選択する．後述のソラメット鉗子はこの 12 mm のポートを使用すれば開胸と同じように鉗子の先端を開くことができる．

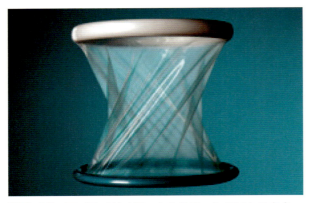

図 1-12　アプライドメディカルのウーンドリトラクター
フレームを巻き上げるタイプ．しっかり巻き上げると胸壁が圧迫され止血効果もある．

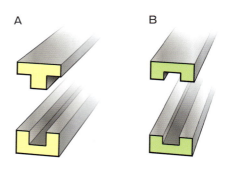

図 1-14　DeBakey 型の先端の形状
血管鞘を把持するのに適している鑷子の先端の形状．
A：DeBakey 型（凸凹）や B：クーリー型（凹凹）などがある．
DeBakey 型が良く使用されている．

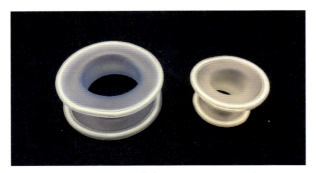

図 1-13　ラッププロテクター™mini と minimini（株式会社八光）
ラッププロテクターは挿入が簡便で使い勝手が良い．

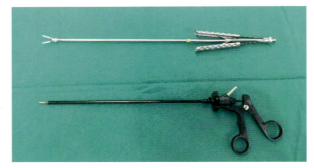

図 1-15　鑷子型ホルダーとピストル型ホルダーの鑷子
上が鑷子型ホルダーで下がピストル型ホルダー．

1　ガイスターの鑷子

筆者は，3 ポートの胸腔鏡手術では鑷子型ホルダーであるガイスターの DeBakey 鑷子 10° 曲がりを愛用している（図 1-17）．先端が 10° 曲がっていると，接線方向となる血管鞘を把持しやすくなる（図 1-18）．欠点は，鑷子のホルダーが小さいため，修練者が緊張してホルダーを強く握りすぎてしまい，手術後半に手がつりそうになることである．修練者には冗談で「ガイスター筋を鍛えろ」と言うが，手術操作に慣れてきて，力を抜いて把持できるようになると手はつらくなくなる．価格が高い（約 40 万円）ことは欠点の一つである．

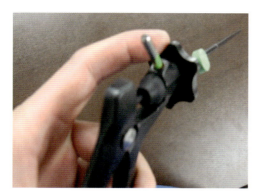

図 1-16　ピストル型ホルダーの鑷子の先端の
　　　　　ローテーション

ピストル型ホルダーの鑷子は，先端の方向を変えるために，人差し指で鑷子の基部を回転させる必要がある．

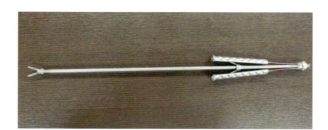

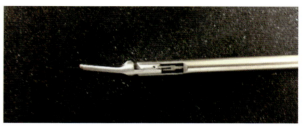

図 1-17　ガイスターの鑷子

Geister® ValveGate™PRO．筆者は，先端が DeBakey 型で把持力が良く，鑷子型ホルダーの鑷子であるガイスターの鑷子先端 10° 曲がりを愛用している．

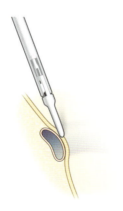
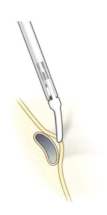

図 1-18　先端が曲がっている鑷子の使用

10°曲がりを使用すると接線方向となる胸膜や血管梢を把持しやすくなる．

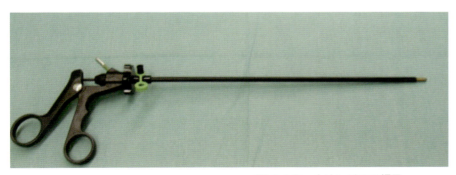
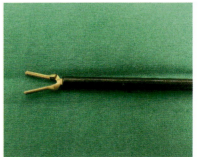

図 1-19　オリンパスの鑷子

先端は DeBakey 型である．

2　オリンパスの鑷子

　先端が DeBakey 型のピストル型ホルダーである（**図 1-19**）．ホルダーがピストル型なので筆者は使用していないが，先端が小さいため，視認性が良く，把持力も良い．モノポーラが装着可能であることも良い点の一つである．価格が比較的安いのも良い．先端がヘラ型のもの（**図 1-20**）もあり，筆者はこれを主に

出血点を把持してモノポーラで止血するために使用している．剥離操作も可能である．

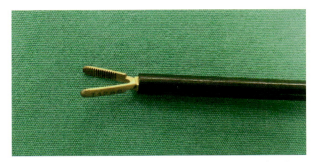

図 1-20　オリンパスの（鑷子先端がヘラ型のもの）
止血や剥離操作に使用している．

D　剥離鉗子

筆者は，3ポート胸腔鏡手術の剥離鉗子としてソラメットの胸腔鏡用トンシル鉗子（いわゆるケリー鉗子）（図 1-21）の使用を勧める．ソフトソラコポート™ 12 mmと組み合わせると，開胸手術時のケリー鉗子を使用した場合とまったく変わらない感覚で内視鏡下の剥離操作が可能となる．内視鏡手術用の先端だけが開閉するタイプの剥離鉗子と比較して，手に鉗子の先端の感覚がダイレクトに伝わる．筆者は，トンシル 30 cm（反型（弱弯）と曲 90°（強弯））およびトンシル 23 cm（反型（弱弯）と曲 90°（強弯））の4本を愛用している．アメリカでも愛用者が多いと聞いている．

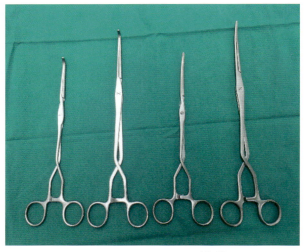

図 1-21　ソラメットの剥離鉗子
ソラメットトンシル反型（LV30-001，LV30-002）（右）およびトンシル 曲 90°（LV30-011，LV30-012）（左）（24 cm と 30 cm 各々が必要）．ソフトソラコポート™との組み合わせにより，開胸手術と変わらない感覚で完全鏡視下に剥離操作が可能である．

E　その他の鉗子

1　肺鉗子

肺鉗子も，ソラメット社のものが把持力が強く使いやすい．筆者は肺鉗子 23 cm 直，曲がりの2本（図 1-22）を使用している．長いものも販売されている．

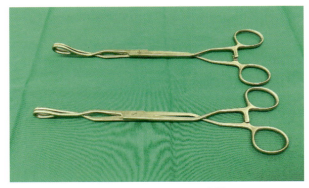

図 1-22　ソラメットの肺鉗子
ソラメットスポンジ鉗子直型（LV20-001）（下）曲型（LV20-011）（上）．把持力が良く，一度把持したら外れにくい．12 mm のソフトポートに挿入できる．

2　リング鉗子

小さな結節をリング鉗子（図 1-23）のリングの中に入れて把持し，ステープラーで肺部分切除を行うと腫瘍が逃げることなく，マージンも確保しやすくなる．

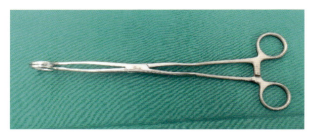

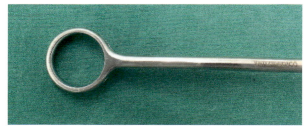

図 1-23　リング鉗子（ケンツメディコ株式会社）
リングの中に小結節を把持し，部分切除を行う．

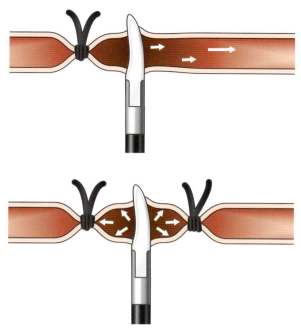

図 1-24　Vessel sealing device の使用上の注意点

Vessel sealing device を血管に使用する場合は，血管の中枢側は結紮する．末梢側は結紮してはいけない．末梢側も結紮してしまうと，間に挟まれた血液の逃げ場がなくなってしまい，結紮間の血管が破裂してしまうことがある（動画 1-1）．

> ▶ 動画 1-1　Vessel sealing device の使用上の注意点
> 血管の中枢側と末梢側を結紮しその間をリガシュアーで挟んだために肺動脈が破裂してしまっている．

F Vessel sealing device

Vessel sealing device を使用すると，剥離・凝固・切開を 1 つの器具でできるため，手術時間を短縮できる．胸腔鏡手術には必須の器具である．大きく分けて，超音波凝固切開装置とバイポーラの 2 つのタイプがある．多くの Vessel sealing device は 7 mm の血管までシーリングが可能である．Vessel sealing device を肺動静脈に使用する場合，中枢側は結紮した方が良い．筆者には，手術後の気管内チューブ抜去時に患者さんがバッキングをした際，中枢結紮をしていない肺動脈のシーリング部根元から出血し，緊急開胸になった経験がある．そのときは緊急開胸を行って事なきを得たが，それ以降肺動静脈に使用する場合は必ず中枢側は結紮している．

もう 1 つの注意点としては，肺動脈の中枢側も末梢側も結紮して，その間に Vessel sealing device を使用しないことである．結紮の間の血液に逃げ場がないため，結紮の間が膨張して血管が破裂してしまうことがある（図 1-24）．筆者はこれも経験済みである．

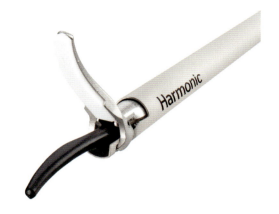

図 1-25　ハーモニックスカルペル HD1000i
（ジョンソン・エンド・ジョンソン株式会社）

最新型のハーモニックスカルペル HD1000i になり，操作がより簡単に，先端の形状も剥離操作に適した形状になった．

両側結紮してあったので出血はしなかったが，肝心のシーリングの意味がない．Vessel sealing device を肺動脈に使用する時は中枢側のみを結紮する．

1 ハーモニックスカルペル（ジョンソン・エンド・ジョンソン株式会社）

超音波凝固切開装置である．単孔式肺葉切除で有名なスペインの Diego Gonzalez Rivas 先生は，ハーモニックスカルペルを使用してきれいに組織を血管から剥離している．ハーモニックスカルペルは，電気エネルギーを超音波振動に変換することで，アクティブブレードが 1 秒間に約 55,500 回振動し，組織と物理的に接触する際に発生する比較的低温の摩擦熱により，組織中のタンパク質をコアギュラム（粘着性の物質）に変性させ，接触組織を凝固すると同時に機械的に切離する．ハーモニックスカルペルの独自機能である不要な空打ちを制御するオーバーヒートコントロールとブレードに塗布された低摩擦コーティングはブレードの過度な熱上昇を抑制し，接触組織および側方組織への熱ダメージリスクを低減させ，ティシューパッドの磨耗も減らすため，使用頻度と正比例する凝固切開能力の劣化を抑制するとされる．ハーモニックスカルペル HD1000i（図 1-25）は先端の形状が細く，メリーランド型のようになったため操作性も向上し，剥離操作も行いやすくなった．バイポーラと比較して切離操作が速く，ブレードの先端まで切離できることは利点である．血管は 7 mm まで切離できるが，7 mm の血管を切離するときは専用のモードを使用する必要があり，通常より時間がかかる．

超音波凝固切開装置の欠点は，一般にキャビテーションといわれるアクティブブレードの先端近傍に生じ

る組織障害である．アクティブブレードが組織に接触していると組織を損傷してしまう危険性がある．超音波凝固切開装置の使用に際してはアクティブブレードを見える側にして使用した方が安全である．さらに，バイポーラと比較すると，組織切離時のミストが多く視野の妨げになる．また，アクティブブレードの熱が冷めにくいため組織への熱損傷に注意しなくてはならない．

2 LigaSure™ Maryland（コヴィディエンジャパン株式会社）

バイポーラのVessel sealing deviceである．筆者は，先端が細く剥離操作もでき，先端近くまで切離できるメリーランドタイプ（図1-26）を愛用している．ワンステップでのシーリングにより先端のブレが減少し，スムーズに操作できる．バイポーラであるため，先端でつまむことができないようなやや広い範囲の止血を行いたいときには先端を開いた状態で出力する必要がある．その場合はフットスイッチが必要である．3ポートの肺葉切除では23 cm（LF1723），単孔式胸腺摘出術および単孔式肺葉切除では両手の干渉を防ぐために37 cm（LF1737）の長いものを使用する．

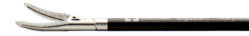

図1-26　LigaSure™ Marylandの先端

LigaSure™ Marylandは，先端の形状が剥離操作に向いていること，先端のジョウの開閉にバネが内蔵され，開閉操作がスムーズである．

3 エンシール®（ジョンソン・エンド・ジョンソン株式会社）

エンシール®（図1-27）は，電流によるシーリングサイクルをコントロールすることで，一般のバイポーラに比し低温の100℃未満の加熱で7 mmまでの血管などの組織を一度の操作で切離凝固することが可能である．胸腔鏡手術では器具の挿入方向に制限があるため，基本的にすべての道具の先端は曲がっていた方が使い勝手が良いが，エンシール®は，先端を屈曲させることができる．短所は先端の形状が鈍すぎるため剥離操作に向かないこと，ばねが内蔵されていないため繊細な開閉操作ができないこと，およびナイフを走らせるときにボタンを押さなくてはならず，先端がぶれることである．

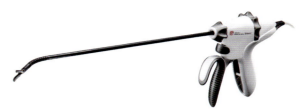

図1-27　エンシール®（ジョンソン・エンド・ジョンソン株式会社）

エンシール®は先端を屈曲させることができる．

G 剪刀

注意しなければならないことの一つに糸を切る操作がある．胸腔鏡手術では2次元のモニターで見て手術を行っているため，奥行がわかりにくいという欠点がある．間違えて奥にある血管などを切ってしまわないように常に注意を払うことが重要である．学会ではまれに失敗例が報告されている．必ず血管など余分な部分が刃の間に入っていないことを確認してから切るということを習慣にしておく．剪刀は剥離に使用することがあるため，筆者自身はピストル型ではなく通常のクーパーなどと同じハンドル型が使いやすいと思っている．

1 スキャンラン®剪刀

ハンドル型の剪刀（図1-28）．片開きが気にならなければ良い剪刀である．筆者はこれを使用している．他にも内視鏡手術用の剪刀は多く販売されている．

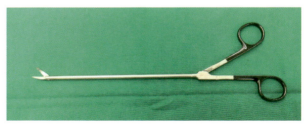

図1-28　剪刀

このスキャンラン®剪刀は先端が短いので余分なものを切らずに操作できる．

H ステープラー

新しいものが次々と発売されている．主にジョンソン・エンド・ジョンソン株式会社とコヴィディエンジャパン株式会社の2社から販売されている．

1 GST システム搭載 パワードエシェロンフレックス®
（ジョンソン・エンド・ジョンソン株式会社）

GSTシステム搭載パワードエシェロンフレックス®（図1-29）はステープラーで挟んだ組織のフィーリングが術者の手に伝わりやすく、組織の把持具合を微調整する「甘噛み」によってステープリングする適切な位置決めが可能である。また、GSTシステムというカートリッジのステイプルポケットに設置された凸形状のステイプルガイドにより組織の不要なずれを最小限に抑制できる。パワードエシェロンフレックス®は手動に比べ、先端がぶれることなく打つことができ使いやすい。グリップ力もあり、組織を逃がさないことが長所である。一方で短所は先端を曲げて使用したい場合、手元で先端を曲げることができないため、ポート挿入前に曲げておかなくてはならないことである。ポート挿入後には先端を曲げることができない。

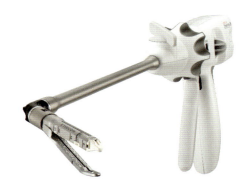

図 1-30　パワードエシェロンフレックス®7
（ジョンソン・エンド・ジョンソン株式会社）

先端が細く、カーブしているため、血管の背側に挿入しやすい。

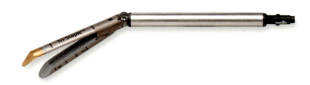

図 1-31　エンド GIA™45 カーブドチップ アーティキュレーティング バスキュラーカートリッジ
（コヴィディエンジャパン株式会社）

カーブドチップは先端の視認性が良く、葉間を通す時や、血管の背側に通すときに極めて有用である。

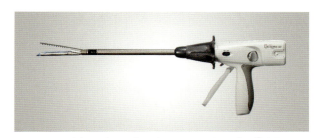

図 1-29　パワードエシェロンフレックス®60
（ジョンソン・エンド・ジョンソン株式会社）

把持力があり、ステープリング時もずれがなく使用しやすい。

2 パワードエシェロンフレックス®7
（ジョンソン・エンド・ジョンソン株式会社）

パワードエシェロンフレックス®7（図1-30）は日本発の開発プロジェクトで誕生した血管の切離縫合に特化した自動縫合器である。アンビルの幅が7mmと細く先端が弱弯状にデザインされている。シャフトも9mm径と他の自動縫合器に比べ断面積がスリム化された。電動によりスムーズにナイフが進み、切離縫合完了後に自動でナイフが戻るため、先端のブレがなく、より安全なステープリングが可能である。現時点では、血管用のステープラーとして最も使いやすいと思う。このステープラーは、片側3列ステープリングされる他のステープラーと異なり、片側2例のステープリングである。切離面からのoozingが気になることもあるが、押さえれば止血されるし、大きな問題ではない。7mmという細身の先端で、手元で先端を屈曲できるこのステープラーは単孔式肺葉切除でも極めて有用である。

3 エンド GIA™
（コヴィディエンジャパン株式会社）

トライステープラーは3つの足の長さの異なるステープルで縫合することにより、組織液・組織圧を側方向に効果的に分散する。これにより組織の圧縮性が大幅に高まり、従来よりも小さいステープルでより厚い組織に対して縫合することが可能となった。30mm/45mm/60mmそれぞれの長さのカートリッジを同一本体で使用できるのが特徴である。エンドGIA™カーブドチップ（図1-31）は、血管や葉間の裏にアンビルの先を通すときに通しやすく、先端が通っているか確認することも容易になるため大変有用である。欠点は把持力が弱く、ステープリング時に組織が押されて逃げてしまうこと、血管に使用する場合、やや先端の幅が太い（約10mm）ことである。全自動のモデルであるSignia™（図1-32）は、前モデルのiDrive™をより軽量化し、操作性を高めた新型のフルパワーステープリングシステムである。本体上部には液晶ディスプレイを設け、さまざまな情報を術者に伝える。進化したAdaptive Firing™ Technology Plus は本体シャフト前進時の組織抵抗値を直接的に

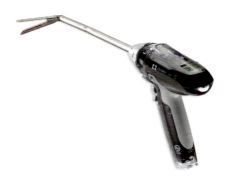

図1-32　Signia™（コヴィディエンジャパン株式会社）
全自動のステープラー．組織の厚みを自動で計測し，厚い組織でも適切にステープリングされるようにナイフの走る速度をコントロールする．

計測できるようになり，打針中はもちろん，組織を把持した段階で，その組織にあわせた最適な打針スピードを3段階から選択し，制御することが可能となった．直感的に操作できるようになったことも改善点の一つである．気になるのは，ステープリング時に先端がぶれること（Signia™ の問題ではなく，元々のカートリッジの問題とのこと）および，ナイフが先端まで行った後，引き戻すときにもう一度ボタンを押さないとナイフが戻らないため，血管がステープリングされて可能な限りステープラーの先端を動かしたくないときに先端がぶれてしまうことである．

I その他の器具

1 フック型電気メス

モノポーラコードを装着してフットペダルで電流を流すタイプと，通常の電気メスペンシルに装着し手元のスイッチで操作するタイプとがある．フットペダルはときに置いておいた場所がずれて，どこにフットペダルがあるかわからなくなることがある．筆者は手元で操作できるタイプを好んで使用している（図1-33）．

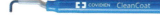

図1-33　フック型電気メス
OPTI2 CleanCoat™ ワイヤーL フック36（E377336C，コヴィディエンジャパン株式会社）．通常の電気メスペンシルに直接装着できるタイプ．

3 ボール電極

ソフト凝固で，細かい気漏を止めるときや，止血に使用する（図1-34）．

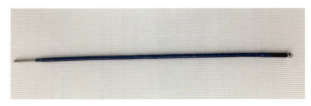

図1-34　ボール電極
電気メスに接続するボール電極（コヴィディエンジャパン株式会社）．ソフト凝固を使用したいときに使用する．

3 結紮器

一般に，長い棒状のノットプッシャー（図1-35）と成毛式深部結紮器（図1-36）が使用されている．糸の閉まり具合の感覚がわかりやすいのは成毛式深部結紮器だと思うが，どちらでも使い慣れたもので良い．

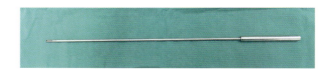

図1-35　長い棒状のノットプッシャー
さまざまな会社から販売されている．写真はオリンパス社製（T1139）．

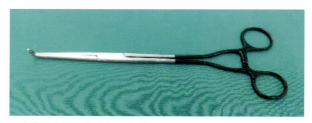

図1-36　成毛式深部結紮器（ケンツメディコ株式会社）
結紮の強さの感覚がわかりやすい．先端の曲がりが短いものが使用しやすい．

4 吸引管

筆者は，先端がシリコン製で，鈍的剥離操作，臓器の圧排や牽引に使用できるコダマダイサクション®（図1-37）を好んで使用している．吸引したままソフト凝固が使用できる先端がボール電極（図1-38）となったものもある．ソフト凝固はリンパ節からの止血などに有用である．この吸引管は自由に屈曲させることができる．先端がやや小さく，金属でつるつるしているため，臓器の圧排や牽引には向かない．ロボット支援手術時および剣状突起下アプローチによる単孔

式胸腺摘出術時は，ポートから術野までが遠いため，10 mmのポートから挿入できる長い吸引管（図1-39）があると良い．単孔式肺葉切除時も，術者の操作を妨げないために長い吸引管が必要である．

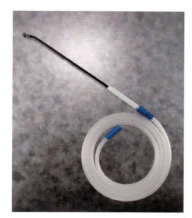

図 1-37　コダマダイサクション®
（ジョンソン・エンド・ジョンソン株式会社）

先端がシリコン製であり，吸引以外に，鈍的剥離操作，臓器の圧排や牽引に使用できる．

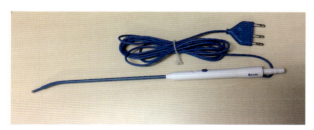

図 1-38　サクションボール・コアギュレーター（株式会社アムコ）

先端がボール電極の吸引管．吸引しながらソフト凝固や鈍的剥離に使用することができる．曲げることもできる．

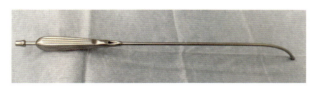

図 1-39　スキャンラン®長い吸引管

ロボット手術や単孔式手術など，ポートから術野まで遠い場合や単孔式手術で使用している．直と曲がりがある．

5　自由鉤

自由鉤（オリジナル）（図 1-40）は，左 #7 の郭清時に使用する．持つところが1本のシャフトになっているため，狭い小切開創のスペースにおいて自由鉤によるスペースの占拠が最低限で済む．

6　成毛式ソラココットン®（ケンツメディコ株式会社）

ソラココットン®大は，主に肺を押さえて術野展開するときに使用している．出血時も圧迫止血に使用で

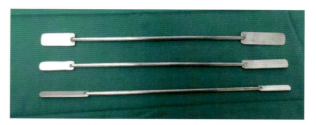

図 1-40　胸腔鏡手術用自由べら（自作）

持つ場所が1本のシャフトになっているため，小さい創を占拠せず，胸腔鏡手術に向いている．

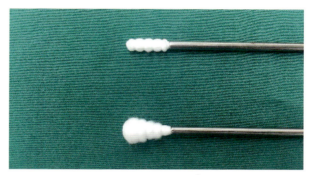

図 1-41　ソラココットン®（大と小）

成毛式ソラココットン（ケンツメディコ株式会社）．鈍的剥離，臓器の牽引，圧迫止血など使用用途は広く，大変有用である．

きる．ソラココットン®小は，リンパ節郭清の時に肺動脈や上大静脈など血管を圧排したいときに使用している（図 1-41）．

7　Dr. フォグ（株式会社アムコ）

筆者は，カメラの曇り止めに Dr. フォグ（図 1-42）を使用している．スコープの先端を温めておくとスコープを体内に挿入した時に温度差からレンズが曇ってしまうのを防ぐことができる．コヴィディエンからクリアファイ™くもり止めシステムというスコープの先端を温め，曇り止めを付けることのできる器具が発売されている．筆者は Dr. フォグのみで不便さを感じないため，スコープの先端を温めていない．

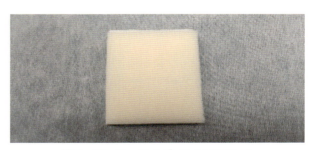

図 1-42　Dr. フォグ（株式会社アムコ）

筆者は曇り止めとしてこれのみを使用している．

8　臓器の摘出バッグ

さまざまなものが販売されている．バッグの強度が

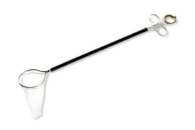
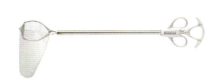
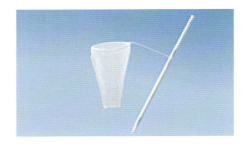

図 1-43　回収袋

左段からエンドキャッチ™（コヴィディエンジャパン株式会社），エンドパウチ®（ジョンソン・エンド・ジョンソン株式会社），メモバッグ（RUSCH）．単孔式胸腺摘出術時は鉗子と袋の挿入面が接線方向になるため，シャフトの付いていないメモバッグを使用する．オリンパス社などからも出ている．破れにくいものを選択する．

大切である．剣状突起下アプローチによる単孔式胸腺摘出術のときは，シャフトが付いているタイプでは鉗子とバッグの入口が接線方向となってしまうため，摘出された胸腺を縦隔内でバッグの中に挿入しにくい．単孔式胸腺摘出術のときのみシャフトの付いていないメモバッグを使用している（図 1-43）．

5 胸腔鏡手術の基本テクニック

胸腔鏡手術は全国の施設で各々独自の方法で行われている．胸腔鏡手術が開胸手術よりも出血時のコントロールが困難であることに異論はなく，安全な方法で行われることを望む．

A 胸腔鏡手術の視野の見せ方：見上げ法とモニター反転法

現在，胸腔鏡手術の視野の見せ方には2つの方法がある．モニターの上が天地の上で，肺底部から肺尖部を見上げる方法（見上げ法）と，モニターを2つ用意して患者の右側のモニターを反転させる方法（モニター反転法）である．どちらでも手術は可能であり，一長一短がある．筆者は肺葉切除を含む3ポート肺切除術，単孔式肺楔状切除，単孔式肺切除術をモニター反転法で，胸腺手術とダビンチ手術は見上げ法で行っている．各々の特徴を説明する．

今後の説明において，右側とは，患者が仰臥位であった場合の右側，左側は患者を仰臥位とした場合の左側という意味である．

1 見上げ法について

見上げ法は，尾側から頭側を見上げる視野での手術法である．モニターの上は天地の天である．直感的に理解しやすいこの方法は，多くの施設で採用されている．通常のカメラヘッドのスイッチの位置はモニターの上方を意味するので，スイッチが天地の上を向いていればモニターの上方は天地の上である．水滴はモニターの上から下に落ちる．視野の軸は，尾側から頭側方向となる（図 1-44 の赤矢印）．モニターは通常，患者の頭側に配置される．この方法では，カメラポートより尾側を見た場合（横隔膜など），術者も助手も左右とモニターの左右が逆となってしまいオリエンテーションがつかなくなる（図 1-45）．よって，カメラポートは胸腔のできるだけ尾側である位置（第7～8肋間）に挿入し，常に尾側から肺尖に向かって見て，胸腔全体がモニター上，左右が逆にならないようにしなくてはならない．この方法の欠点は，肺門より頭側の視野の確保が困難になることである．例えば，ステープラーを左 A^3 に通したとき，尾側から見るこの方法では A^3 より頭側に出たステープラーの先端が見にくくなる．

2 右側モニター倒立法（モニター反転法）

筆者は，この方法を虎の門病院前外科部長の河野匡先生から教えて頂いた．河野先生によると元々はアメリカの Wakabayashi 先生が始めた方法とのことである．食道外科領域でも使用されることがある．一般にモニター反転法または倒立法などと呼ばれている．「ミ

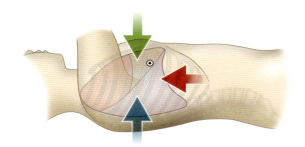

図 1-44　見上げ法と反転法の視野の軸

見上げ法では術者助手共に尾側から頭側と方向の視野となる（赤の矢印）．モニター反転法では患者の右側に立った術者は背側から前方の方向（青の矢印），患者の左側に立った助手は前方から背側の方向（緑の矢印）の視野となる．

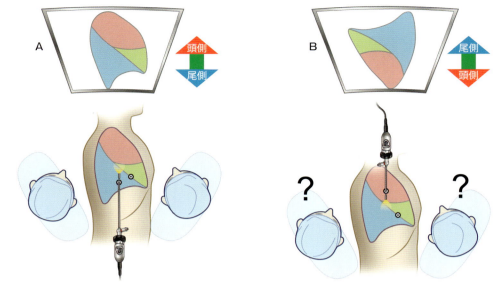

図 1-45 見上げ法
A：尾側から頭側を見ると，術者も助手も左右上下オリエンテーションを誤ることはない．
B：カメラが頭側から尾側を見てしまうと，術者も助手も，上下左右がモニターに映し出される画面と逆となってしまう．

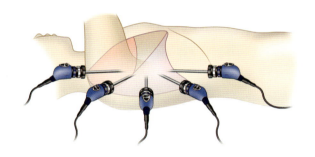

図 1-46 カメラヘッドのスイッチ（モニターの上）の向き
スイッチ（モニターの上）を常に患者の左側に向ける．

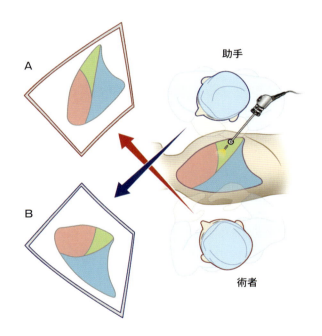

図 1-47 左側側臥位でのモニター反転法の視野
術者・助手ともに目の前に見たままの画像がモニターに映し出される．患者の右側に立つ術者からは，モニター画面（モニターA）の左が肺尖部，右が横隔膜，下が患者の背側，上が患者の腹側になる．患者の左側に立つ助手からは，反転モニター（モニターB）の右が肺尖部，左が横隔膜，下が患者の腹側，上が患者の背側になる．モニター反転法の利点は，術者助手ともに胸腔内すべての場所においてオリエンテーションを誤ることなく操作が可能になることである．モニター反転法では，カメラは頭側のポートを含めてどのポートから挿入しても術者・助手ともにオリエンテーションを誤ることはない．これにより，見上げ法の尾側から挿入された視野と異なり，見にくい場所はない．目からウロコとはこのことである．ぜひ理解して実践していただきたい．

ラーイメージで良く手術ができますね」と言われることがあるが，それはこの方法を理解していない人の言葉である．ミラーイメージで手術ができるわけがない．
　モニターを2つ用意し，1つは患者の頭側左側に，もう1つは患者の頭側右側に配置する．そして患者の右側にあるモニターを反転する．最近のモニターは，モニターそのものを逆さにしなくてもスイッチ1つで画面が逆さになる．術者は左右どちらの手術においても患者の右側に立ち，助手とスコピストは患者の左側に立つ．これは右利きの術者が常に患者の右側に立つことで，右手での剥離操作をしやすくするためである．モニター反転法は，ただ助手側のモニターを反転するだけではいけない（よく誤解がある）．まずカメラヘッドのスイッチ（モニターでの上）を天地の上ではなく，常に患者の左側に向ける（**図 1-46**）．患者の右側に立った術者から患者の頭側左側モニターに映った画面を見ると，モニターの左側が患者の肺尖部側に，

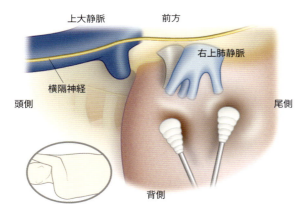

図 1-48 モニター反転法の時の術者の視野

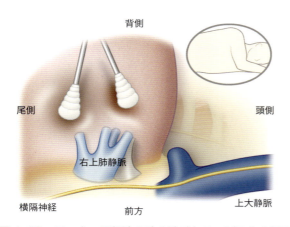

図 1-49 モニター反転法の時の助手とスコピストの視野
スコピストは横隔神経をモニターの底辺が平行となるようにカメラを操作する．

モニターの右側が患者の横隔膜側に，モニターの上が患者の左側に，モニターの下が患者の右側になり，患者の右側に立った術者の目の前の視野と同じ方向軸（図 1-44 の青の矢印）となる．患者の左側に立った助手から右側の反転モニターに映った画面を見ると，モニターの右側が患者の肺尖部側に，モニターの左側が患者の横隔膜側に，モニターの上が患者の右側に，モニターの下が患者の左側になり，患者の左側に立った助手の目の前の視野と同じ方向軸となる（図 1-47）．よって視野の軸は助手から見て前方への軸となる（図 1-47 の赤の矢印）．これにより術者と助手は，横隔膜を含めて胸腔内のどこを見てもモニターの視野が左右逆になることもなく，手術操作を行うことが可能となる．この方法では，カメラスコープはどのポートから挿入しても問題はない．実際の手術中は，スコピストはスコープのカメラスイッチの位置を気にするのではなく，モニター画面で交感神経幹や横隔神経の走行がモニター画面の底辺と平行に，もしくは背側の肋骨がモニター画面と垂直になるように心がけると良い（図 1-48，49）．

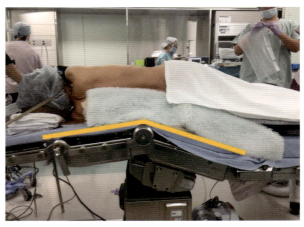

図 1-50 体位側臥位
側臥位での胸腔鏡手術時の体位．胸部を地面と平行に，下肢を下げる方向に手術台を屈曲させることで，肋間を広げ，カメラスコープと骨盤が干渉することを防ぐ．この体位はロボット手術でも同様に行う．

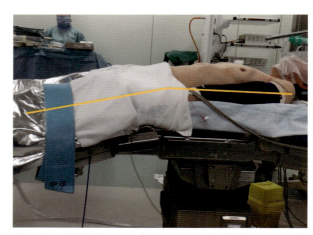

図 1-51 剣状突起下アプローチによる胸腺摘出術時の体位
剣状突起下を突き出すように手術台の脚側を下げる．

B 体 位

側臥位での手術の場合，手術台を屈曲させる．これにより患者の肋間が広がるとともに，カメラヘッドが骨盤に当たらなくなる（図 1-50）．仰臥位での剣状突起下アプローチの場合も，手術台の足側を下げ，剣状突起の部位を突き出すようにすると，胸骨裏面から胸腺を剥離するときに剥離鉗子の先が胸骨裏面に届きやすくなることがある．（図 1-51）．

C ポートの数と挿入法

1 ポートの数について

多孔式の胸腔鏡手術を行う場合，いくつポートを挿入すべきだろうか．小開胸創を使用せず，ポートのみ

を使用した3ポート法では，3つのうち2つのポートを術者が，残りの1つをスコピストが使用するため，助手は手伝うことができない．この方法では，術者は左手で肺を避けて術野展開をしつつ，血管鞘など剥離するものの把持も行わなくてはならないため，手術はより難しくなる．

肺を取り出すときに創を広げるのであれば，最初から肺を取り出す最小限の切開として，その創から助手が術野展開を行うのは理にかなっている．創が大きいと手がぶれるとの意見もあるが，創縁に鉗子を当てれば鉗子の先端がぶれることはない．安全で精度の高い手術を行うためには，助手がしっかり術野展開を行い，術者は両手をフリーな状態にして，左手で血管鞘など剥離するものを把持し，右手の剥離鉗子で剥離操作を行うべきである．筆者は，多孔式の胸腔鏡手術を行う場合はポートの1つを1ウィンドウにし，そこから助手がサポートするか，助手用ポートを1つ以上追加した4ポート以上での手術を推奨する．

筆者の方法では第1助手が第4肋間の3cmの1ウィンドウから2本のソラココットン，時に吸引管を追加して合計3本の鉗子を駆使してより適切な術野展開を行う（第1助手は忙しい）．つまり，1ウィンドウの創に術者の左手を含めて常時3，4本の鉗子が挿入される（図1-52）．これにより術者が修練者でも，助手である指導医が術野を展開することによって，修練者の手術が容易になり，助手である指導医はソラココットンなどで修練者に手術操作の場所を指示しながら手術を進行させることができ，手術のイニシアチブをとることができる．出血に対しても指導医が迅速な圧迫止血を行うことが可能である．

2 ポート挿入法

特に癒着が予測される場合などの最初のポート挿入時は皮膚切開の後，助手は筋鈎で前鋸筋・肋間筋を肋間の方向に分けて壁側胸膜を露出する．壁側胸膜越しに肺が透見できるので，肺が癒着しているか直視下に確認する．癒着がなければ肺が呼吸性に動くのが透けて見える．直視下に壁側胸膜を，肺を損傷しないようにコッヘルなどで貫通させて開胸とし，ポートを挿入する．胸腔鏡を挿入して残り2ヵ所のポート挿入予定部位に癒着がないことを確認する．以後のポートは，皮膚切開後胸腔からカメラで観察しながら，コッヘルもしくは電気メスで筋層，壁側胸膜を切開し挿入する．

癒着している場合は壁側胸膜のみコッヘルやメッツェンバウムで切開し，肺と壁側胸膜の間を指で鈍的に剥離する．胸膜の全面癒着時は，同様に残り2ヵ所の創を開けた後，3つの創の間の胸腔を盲目的に指で剥

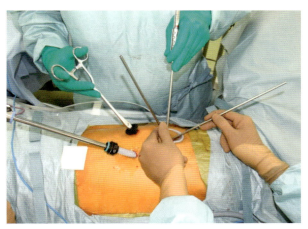

図1-52　多孔式（3 port）胸腔鏡手術
第4肋間の小開胸創から術者の左手の鑷子と助手の2本のソラココットンが挿入されている．

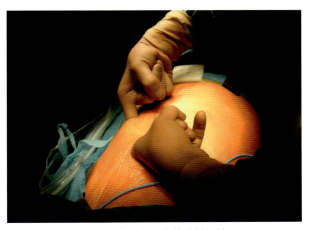

図1-53　全面癒着時対処法
3つの創の間の胸腔を盲目的に指で剥離する．

離して交通させ，まずカメラのワーキングスペースを作る（図1-53）．その後は鏡視下にソラココットンや電気メス，フック型電気メスなどを使用して癒着の剥離を行う．癒着剥離時のコツは，まず，癒着の程度を判定することである．鈍的剥離ができる程度の癒着の場合は，ソラココットンやコダマダイサクション®の先で剥離したいラインと平行の方向に，なぞるように鈍的剥離を行う．電気メスでも剥離は可能であるが，臓側胸膜の損傷のリスクが高まり，術後の気漏が増える．鈍的剥離ができるところは鈍的に行う方が良い．固い癒着で，電気メスでの胸壁と臓側胸膜間の癒着部の剥離が必要な場合は，フック型電気メスより先端だけを曲げた長い通常の電気メスの先の方が操作しやすい．

D 剥離操作

開胸手術では電気メスの先やメッツェンバウムで剥

離操作を行う外科医は多い．しかしながら，2次元である胸腔鏡手術（ロボット支援手術や3D内視鏡手術を除く）では，奥行きがわかりにくいため，開胸手術のように電気メスの先で膜と血管の間を巧みに切離することは相当に難しい．実際，鏡視下に電気メスを使用しているビデオを見ると，血管から膜を剥がす操作そのものは電流を流すことなく，電気メスの先端の形状を利用して剥離操作をし，膜が血管から離れてから電気メスで切離しているものが多い．もちろんその方法でも良いが，筆者はハサミや電気メスではなく，剥離鉗子での剥離操作を勧めたい．

まず左手の鑷子で血管鞘を持ち，引っ張り上げると血管鞘に斜めの面ができる．ここを弱弯のケリー鉗子（ソラメットトンシル弱弯）やメリーランド鉗子（リガシュアーやロボット支援手術時のメリーランドバイポーラ）の弯曲を下にして，斜めの面に直角に当てて鉗子の先端を開くと血管鞘と血管の間を安全に分けることができる．このとき，鉗子の先端で押したり，押さえつける操作ではなく，剥離鉗子の先端を開くことが，うまく血管と血管鞘の間の層に入るためのコツである．また，鉗子の弯曲を上にして剥離するのは斜めの面に直角にはならず，鉗子の先端が血管に直接当たるため，血管損傷を引き起こす可能性が生じる（**図1-54**）ので勧められない．

胸腔鏡手術における剥離操作の基本は，剥離するものをしっかり左手の把持鉗子で把持し，右手のケリー鉗子などの剥離鉗子で切離したい組織を重要臓器（血管など）から剥離し，切離するものが重要臓器から離れたのを確認してから切離することである．これはVessel sealing device使用時においてもいえることである．切離する前に必ず十分な剥離操作を行う．これは胸腔鏡手術において，安全な手術を行うための重要なコツの一つである．

E 縫合と結紮法

1 縫合法

胸腔鏡手術の縫合手技は，主に肺実質の裂けた部位の縫合時に行われることが多いが，出血点の縫合や気管支形成などにも行われることがある．胸腔鏡手術において，連続縫合は糸のテンションを保つために長い糸が必要になること，1針縫うごとにポートから助手が糸を引っ張り上げなくてはならないことから，結節縫合が多く用いられる．結節縫合では，Z縫合の結節縫合か，プレジェット付きの糸を使用した水平マットレス縫合を行う（**図1-55**）．

縫合するときのコツは，把持力の強い持針器を使用すること，助手は術者が縫いやすい方向に肺を動かす

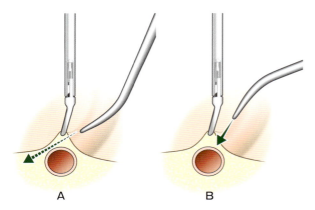

図1-54　剥離操作と鉗子の向き

肺動脈や肺静脈の露出：鑷子で血管のほぼ中央の血管鞘を左手で把持し，持ち上げると血管鞘の斜めの面ができる．そこを鉗子（ソラメットトンシル反型（弱弯），ケリー鉗子の弱弯やロボットのメリーランド型鉗子など）の弯曲を下にして先端を開くことで血管を損傷することなく，血管と血管鞘の間の層に入ることができる（A）．弯曲を上にして剥離操作をしてしまうと鉗子の先端が血管に向かってしまうため，血管を裂いて損傷してしまう可能性がある（B）．

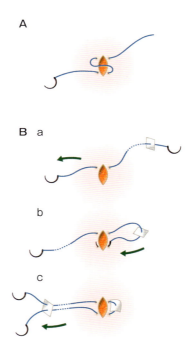

図1-55　Z縫合とプレジェット付きの糸を使用した水平マットレス縫合

A：Z縫合．
B：プレジェット付きの糸を使用した水平マットレス縫合：プレジェット付きの両端針を使用する．プレジェットは両端針の反対側の針の近傍に寄せておく．a：1針目を通したら，針糸を体外にできるだけ引っ張り出す．b：2針目の針は糸の短い状態で運針する．針を通したら，2針目の針糸を体外に引っ張り上げる．この方法により体内での糸の絡まりを防ぐことができる．c：プレジェットの相棒に2針とも通して，縫合針を切断し，体外結紮，縫合を行う．

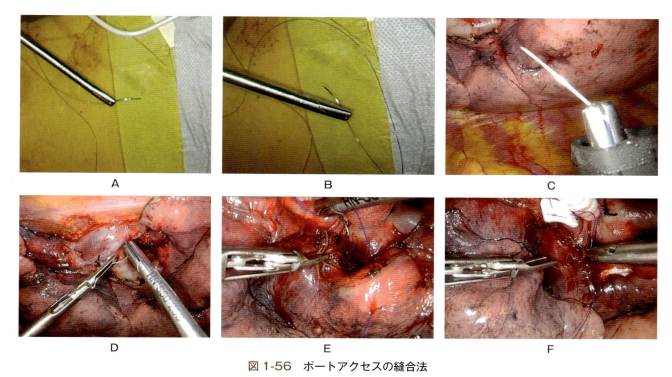

図 1-56　ポートアクセスの縫合法

A, B：12 mm のポートからでは，針を垂直に持った状態ではポートを通過できない．針を持針器と接線方向に持ち（針先はどちらに向いていても良い）ポートに挿入する．
C：針をポートに挿入する時，スコピストは必ず針がポートから胸腔内に挿入されるところを見せる．
D：胸腔内で，針を持針器で把持したままラチェットを緩め，鑷子で針先を持ち，針の向きを縫合に適した方向に変える（必ずしも垂直が良いとは限らない）．
E：左手の鑷子で縫うものをしっかり把持して，右手の持針器で運針を行い，針を組織に通す．
F：左手の鑷子で針先をつかんだところで，右手の持針器から針を外し，左手の鑷子で針を引き抜く．

こと，縫う前に針を適切な位置に持ち直すこと（2D画面では慣れが必要である），左手の鑷子で縫うものをしっかり把持することである（図1-56）．

2　結紮法

内視鏡手術の結紮法には，体外式と体内式の2つがある．呼吸器外科領域では体外式で行う機会が多い．ダビンチロボット支援手術では体内式で結紮操作を行う．体外式の結紮法では，長い棒状のノットプッシャーを使用する結紮法と深部結紮器（成毛式）による結紮法が行われている．筆者らが行っている体外式の結紮法を紹介する．

1）棒状のノットプッシャーを使用した結紮

手元で結び目を作った後，一方の糸を左手の親指と人差し指で把持し，もう一方の糸を左手の中指か薬指に2, 3回巻き付ける．糸を上下に持って，結び目ではなく，結び目の上1 cmくらい離れたところをノットプッシャーで押して，両側の糸がゆるまないように，結び目が見えるようにしながら，結紮点より奥にノットプッシャーの先を持っていき，結紮する．左手の薬指に巻いた糸がゆるみやすいのであれば，糸の先端にモスキート鉗子を付ける．結紮するものを引っ張り上げないように注意する（図1-57）．

▶ **動画 1-2**　棒状のノットプッシャーによる結紮

2）深部結紮器（成毛式）を使用した結紮

両側の糸がゆるまないように，糸の一方を左手の親指と人差し指で把持し，もう一方の糸を左手の中指に2, 3回巻き付ける．糸は水平方向に持つ．結紮器を深部に持っていくときに，両側の糸に均等にテンションをかけたまま，結紮器の先を少し開いた状態で押していくことがうまく結紮するコツである．この結紮器を使用した方法の方が棒状のノットプッシャーより締まり具合がわかりやすいように思う．鉗子の先端の湾曲を上向きにして糸を送る方法と湾曲を下にする方法があるが，筆者は湾曲を下にしている．結紮点を見やすくするためである．結紮した後，一方の糸を把持して，結紮点より奥に引っ張り，結紮を補強することを推奨する意見もあるが筆者は行っていない（図1-58）．

▶ **動画 1-3**　成毛式結紮器による結紮

F　ステープラーの使用法

胸腔鏡手術はステープラーの出現によって可能になったといっても過言ではない．ステープラーの使用法

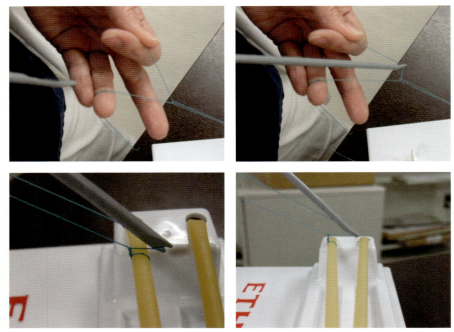

図1-57　棒状のノットプッシャーを使用した結紮

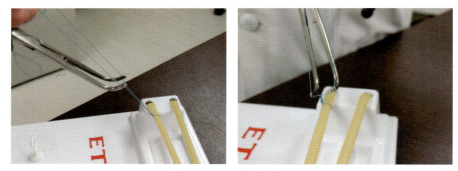

図1-58　成毛式結紮器

について述べる．

1）ステープラーは曲げて使用する

　肺部分切除でも，肺血管や気管支切離でも，ステープラーは基本的に地面と水平な方向に屈曲させる（図1-59）．胸腔鏡下肺葉切除で最も危険な場面は，ステープラーを血管に通すところである．ステープラーを曲げないことに拘る施設があるが，筆者はステープラーを血管に使用するときは，可能な限り（余裕があっても）血管に最もストレスをかけない無理のない方向で挿入すべきであり，ステープラーを適切に曲げて使用すべきであると思っている．どの程度曲げるべきか判断することも，外科医の技量の一つである．特に単孔式の肺葉切除時は，ステープラーを先に屈曲させておくことはステープラーのアンビルを血管の裏にスムーズに通すためのコツの一つである．

2）適切な高さのカートリッジを選択する

　ジョンソン・エンド・ジョンソン株式会社（**表1-4**），コヴィディエンジャパン株式会社（**表1-5**）およびインテュイティブ（da Vinci®）（**表1-6**）のス

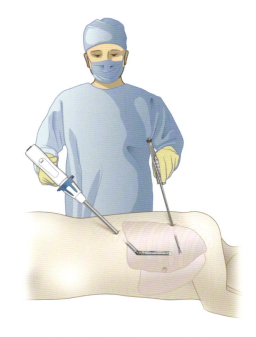

図1-59　ステープラーの曲げ方
ステープラーは地面と水平な方向に曲げる．

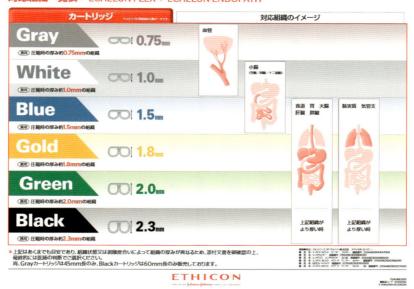

表1-4 ステープラーの針の高さ（ジョンソン・エンド・ジョンソン株式会社）

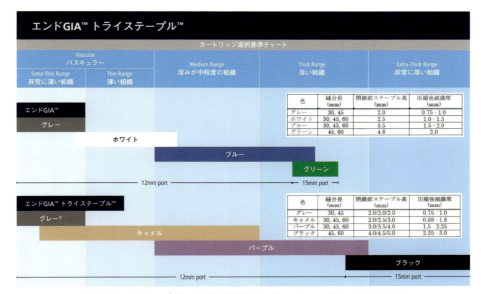

表1-5 ステープラーの針の高さ（コヴィディエンジャパン株式会社）

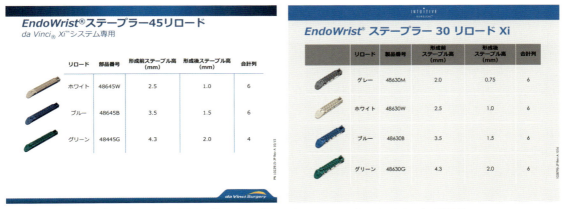

表1-6 EndoWrist®ステープラー（© Intuitive Surgical, Inc.）の高さ

第1章 胸腔鏡手術

テープラーの針の高さの表を示す．肺実質切離時は，分厚い組織に使用するときはブラックやグリーンのカートリッジを，薄い組織に使用するときはブルーのカートリッジを使用する．実際の肺実質切離を行うときにどのカートリッジが適切なのかを判定することは難しいかもしれない．筆者は迷ったら高さの高いものを選択している．これは，高さの低いステープラーの使用により，肺に空気が入って膨らんだ時，肺が裂けてしまうことがないようにするためである．血管はグレー，ホワイト，キャメルなど高さの低いステープラーであればどれでも良い．oozing が生じることがあるが，圧迫すれば止血されるので大きな問題ではない．

気管支閉鎖の適切なカートリッジ選択は学会でもときに話題になる．多くの施設はグリーン（ジョンソン・エンド・ジョンソン株式会社，インテュイティブ）やパープル（コヴィディエンジャパン）が多いようである．手縫いの気管支縫合と同様に気管支断端の血行を保つためには強く締めすぎないことが肝要と考えている．自動縫合器の使用においては，空気漏れさえなければできるだけ高さの高いもの（ブラックやグリーンなど）を選ぶ．ブルーなどの高さが低いステープラーは，血行が悪くなる可能性があるので使用しない方が良いかもしれない．筆者は，中葉気管支はゴールド（ジョンソン・エンド・ジョンソン株式会社），グリーンおよびパープル（コヴィディエンジャパン株式会社）を，それ以外の気管支はグリーン（ジョンソン・エンド・ジョンソン株式会社，インテュイティブ）またはブラックかパープル（コヴィディエンジャパン株式会社）を使用している．

3）ステープリングする前に待つ

ジョンソン・エンド・ジョンソン株式会社によると，ステープラーで肺や気管支を挟んだ後，15 秒ほど待ってからステープリングした方が組織が圧縮されてステープリング不全を防げるそうである．筆者は肺，気管支を切離する場合は 15 秒待ってからステープリングしている．

G 第 1 助手の術野展開

多孔式の肺葉切除時の第 1 助手の役割は大切である．両手に 1 本ずつソラココットンを持つ．第 4 肋間の 3 cm の創から挿入された 2 本のソラココットンをクロスさせて広い範囲を押さえながら術野を展開する．クロスさせることがコツである．必ず助手側の創縁を使用し，術者側の創縁は術者のために空けておく．術者が鉗子を血管や葉間などに通そうとした場合は，助手がソラココットンなどを使用して肺や周囲組織を圧排して，術者の鉗子の先端が見やすくするように術野を展開する．

1）助手による右上肺静脈〜右上肺動脈幹（A[1-3]）を見せるための術野展開

第 1 助手は，ソラココットン大を左右の手に 1 本ずつクロスして持ち，右上葉を左手のソラココットン大で背側に，右手のソラココットン大で中葉を背側に圧排する（図 1-60）．

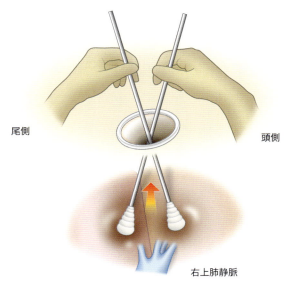

図 1-60　助手による右上肺静脈〜右肺動脈 Tr.superior. を見せるための術野展開

右肺門前方の術野展開．助手は，2 本のソラココットンを持ち，右手のソラココットン大で中葉を背側に左手のソラココットン大で上葉を背側に圧排することで肺門前方の術野展開を行う．

2）助手による右奇静脈弓尾側の胸膜切離時の術野展開

第 1 助手は，右上葉背側を右手のソラココットン大で尾側に，左手のソラココットン大で上葉前方を尾側〜背側に圧排する（図 1-59）．

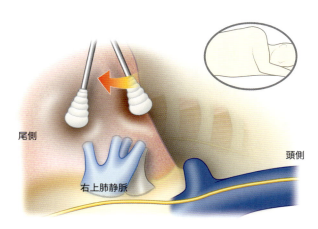

図 1-61　助手による右奇静脈弓尾側の胸膜切離時の術野展開

クロスさせたソラココットン大 2 本で上葉肺を尾側に圧排する．

3）助手による右背側11sリンパ節剥離時の術野展開

　第1助手は，左手のソラココットン大で右上葉を前方に，右手のソラココットン大でS⁶を前方に圧排し，右上葉気管支と右中間気管支幹の分岐を見せる（図1-60）．11sリンパ節を見つけるコツは，中間気管支幹の頭側縁の突き出て見える気管支軟骨を探すことである．その頭側の末梢側に11sがあるはずである．

4）助手による右肺靭帯切離時の術野展開

　第1助手は，右下葉肺を左手のソラココットンで頭側に圧排し，右手のソラココットンで横隔膜を尾側に圧排する（図1-61）．

5）助手による右上縦隔郭清時の術野展開

　第1助手は，ソラココットン小で迷走神経，上大静脈，奇静脈などを圧排して術野を展開する（図1-64）．

6）助手による右#7リンパ節郭清時の術野展開

　第1助手は，左手のソラココットン小で中間気管支幹を側方に引っ張り上げることで，分岐部を右胸腔側に引き寄せる．右手の吸引で，術者をサポートする（図1-65）．

7）助手による左#7リンパ節郭清時の術野展開

　第1助手は，左手に自由鉤を持ち，食道と気管分岐部の間に入れる．さらに右手に吸引管を持ち，術者をサポートする（図1-66）．

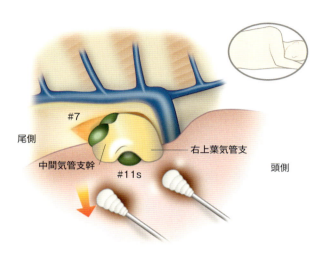

図1-62　助手による右11sリンパ節剥離時の術野展開
クロスさせたソラココットン大で上葉とS⁶を前方に圧排する．中間気管支幹頭側縁の気管支軟骨が白く突き出て見える．この末梢側に#11sがあるはずである．

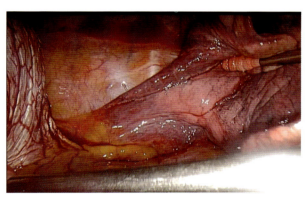

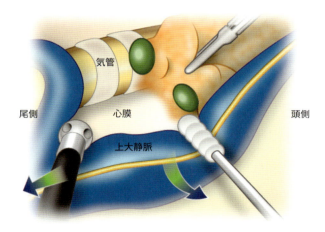

図1-64　助手による右上縦隔郭清時の術野展開
奇静脈や上大静脈などを圧排して術野を展開する．

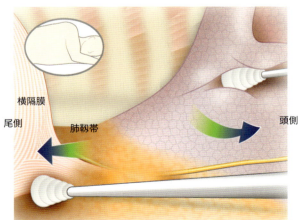

図1-63　助手による右肺靭帯切離時の術野展開
右手のソラココットンで横隔膜を尾側に圧排し，左手のソラココットンで右下葉を頭側に圧排する．

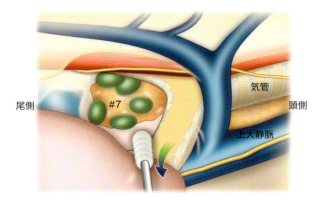

図1-65　助手による右#7リンパ節郭清時の術野展開
助手は，右手のソラココットン大で#7尾側の残存肺を前方圧排し，左手のソラココットン小で右中間気管支幹を上方に引っ張りあげている．ときにこの2本のソラココットンを左手で持ち，右手に吸引を持って，術者をサポートすることもある．

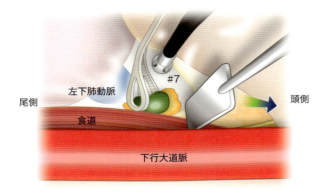

図 1-66 助手による左#7リンパ節郭清時の術野展開
左手に自由ベラを持って食道と気管分岐部の間に挿入し，右手で吸引管を持って術者をサポートする．

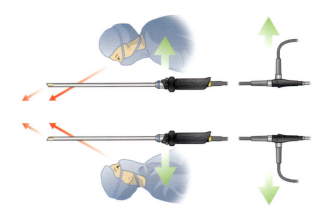

図 1-67 30°斜視の使い方
スコピストは，30°斜視を使いこなさなくてはならない．例えば，オリンパスの分離型のカメラシステムの場合，上から下を見たいときは光源コードを上にする．反対に光源コードを下にすれば下から上を見上げた視野になる．光源コードが人間の目の反対側にある後頭部のイメージである．

ロボット支援手術では，リトラクションアームと助手の鉗子で，これらの術野展開を行わなくてはならない．単孔式手術では肺鉗子1本で行う3ポート法におけるソラココットンを2本使用した良好な術野展開と比較すると視野が劣ってしまうことは否めない．

H スコピストのコツ

スコピストは30°斜視を使いこなさなければならない．オリンパスの一体型カメラヘッドでは線のマークを上に，オリンパスの分離型カメラヘッドやストライカーの場合は光源のコードを上に，カールストルツは反対に光源コードを下にすれば，「見下げ」つまり上から下を見た視野になる．見下げの視野は，葉間肺動脈を上から見るときに有用である．線のマーク（オリンパス一体型）や光源コードを反対側にすれば，ポート挿入時の胸壁を見るときに有用な，下から上を見上げた視野になる．肺門前方の右上肺静脈を見るときには，患者の左側（腹側）から見るように操作し，肺門背側の右11sリンパ節を見るときには患者の右側（背側）から見るように操作する（図1-67）．

①術者の右手に持っている器具の先端をモニターの画面の中心に映す．
②正面視を意識する．30°斜視をうまく使用して，見たいものをできる限り正面視する．
③開胸手術では見えないような，のぞき込む視野を出す．葉間のトンネリング時には，30°斜視をうまく使い，このの視ぞき込む視野から深い部位を観察すると良い．のぞき込む視野が出せることは胸腔鏡手術の大きな利点である．
④術者の鉗子とカメラスコープが干渉する場合は，30°斜視をずらしてカメラスコープの位置をずらす．
⑤自分が剥離操作するつもりで視野を出すと，術者が求める視野を出すことができる．
⑥術者が鉗子を入れ替えているときに，入れ替えた鉗子の先端がモニターにすぐ映しだされなかった場合は，カメラを引いて術者の鉗子の先端を探す．これをしないと，見えない鉗子の先で思わぬ臓器損傷を引き起こすことがある．
⑦術者が剥離操作を行っているときはできるだけカメラは動かさない．
⑧障害物があって見たいところが見えない場合，障害物を乗り越えて，カメラスコープを挿入すると，見えなかった部位も見えるようになる．

I エアリークテストと気漏閉鎖

筆者はエアリークテストでは，蒸留水を使用している．蒸留水を使用すると赤血球が溶血し透明になるため，気漏の場所の同定が容易であるし，カメラスコープを水中に沈めて水中カメラにしても観察が可能となる．蒸留水が心臓に直接接触すると不整脈が生じる可能性が指摘されているので，心膜が破れたときは生理食塩水を使用する．見たいところを術者と助手各々が2本ずつソラココットン大を持って計4本で肺を押さえて，麻酔科医に気道内圧を15～25 cmH$_2$Oまで上げてもらい気漏の有無を確認する．

エアリークテストで気漏があった場合は可能な限り気漏閉鎖を行う．通常，気漏さえなければ，術後の経過は良好である．気漏があると術後合併症が増えるし，主治医も患者もストレスである．小さな気漏やステープラーラインくらいであれば，ソフト凝固で焼くだけ

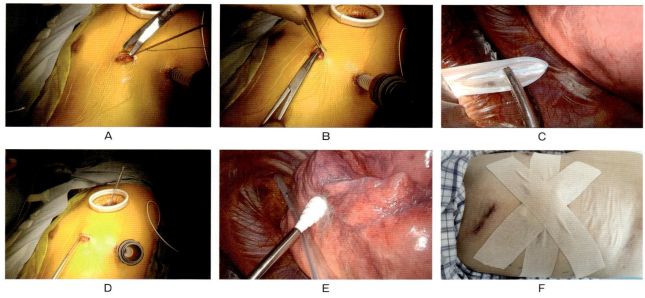

図 1-68　ドレーン挿入と抜去

A：筋層を2針結節縫合で閉鎖する．
B：皮下トンネルを作成して1肋間上の肋間から曲りコッヘルを胸腔内に挿入する．
C：第4肋間の創から挿入されたドレーンの尾側を把持する．
D：ドレーンを引き抜く．
E：ドレーンの先端を胸腔内に留置する．
F：ドレーン抜去時は，ドレーン抜去と同時に丸めた（八折ガーゼをさらに3回折りたたむ）ガーゼでドレーンが挿入されていた創を圧迫する．5 cm幅の伸びるテープ3本で丸めたガーゼで圧迫する．テープの端は少し緩めておくとテープによる皮膚損傷（水疱）ができにくくなる．翌日朝，テープによる圧迫を解除し，ドレッシングテープで創を保護する．ドレッシングテープは1週間後に剥がす．縫合は不要である．

で止まることもあるし，ネオベール®やタコシール®の貼付でもよい．とにかく気漏は可能な限り止める．臓側胸膜が剥がれていたり，裂けている場合は縫合する．縫合方法はZ縫合でも良いし，プレジェットの付いた糸を使用して水平マットレス縫合で閉鎖しても良い．区域切除などで広範囲に臓側胸膜がない場合は，フィブリン糊の青を切離面によく塗り付けた後，乾いたネオベール®を貼り，その上から赤青の混合スプレーを行う．このネオベール®の貼り方は施設によって異なる．

J　ドレーン挿入と開創法

筆者らが行っている術中のドレーン挿入法を紹介する（図1-66）（動画1-4）．この方法ではドレーン抜去時の縫合操作は不要で，抜糸も必要ない．

▶ 動画1-4　ドレーン挿入

①患者の一番前方（腹側）にある切開創の筋層を2-0バイクリル2針結節縫合で閉鎖する．
②曲りコッヘルを使用して頭側に向かって皮下トンネルを作成し，1肋間頭側の肋間から胸腔に先端を挿入する．
③第4肋間の創からドレーンの尾側を胸腔に挿入し，先に挿入したコッヘルでドレーンの尾側をしっかり把持して，一番前方にある切開創から引っ張り出し，ドレーンの先端を第4肋間の創から胸腔に入れる．
④適切な位置にドレーンの先を留置する．
⑤4-0 PDSIIでドレーンの脇を1針ずつ皮内縫合を行う．
⑥1-0絹糸でドレーンを皮膚に固定する．
⑦ドレーン抜去時はドレーン固定糸を切り，8つ折りガーゼを丸く畳んで，ドレーン抜去とともに丸めたガーゼで創を圧迫し，そのガーゼを5 cm幅の伸びるテープで3方向から圧迫する．
⑧翌日圧迫を解除し，創をドレッシングテープで1週間程度覆ったままにする．

K　術後疼痛対策：傍脊椎神経ブロック法

いくら胸腔鏡手術が低侵襲といっても，胸部（特に側胸部アプローチ）の手術は痛い．痛みをしっかり取ることは術後の合併症を減らす上でも重要である．日本では硬膜外ブロックを併用している施設が多いが，筆者らは持続傍脊椎神経ブロックを採用している．

胸部傍脊椎ブロック thoracic paravertebral blockは，脊髄神経が椎間孔から出る部位である傍脊椎腔に局所麻酔薬を投与することで，片側の脊髄神経と交感

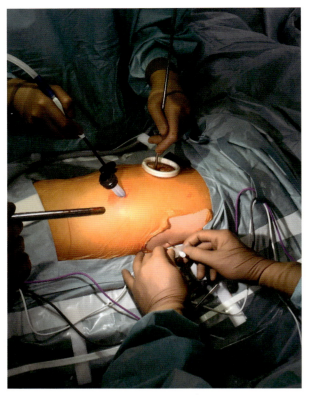

図 1-69　傍脊椎神経ブロック
背側から硬膜外カテーテル挿入用の穿刺針を刺入する．

神経を遮断する神経ブロックである．持続傍脊椎神経ブロックは，全身麻酔下の術中にカテーテルを挿入するため患者の負担は少なく，胸部硬膜外ブロックの比較でも鎮痛効果は同等とされ，肺合併症，尿閉，術後の悪心・嘔吐，低血圧などの合併症発症頻度が低いとされる[16]．2011年に筆者らが日本呼吸器外科学会認定施設に対して全国調査を行ったところ，回答の得られた173施設のうち，3％にしか傍脊椎神経ブロックは行われていなかった（未発表）．単孔式手術では1肋間のみのブロックで良いが，3ポート胸腔鏡手術では3ヵ所の肋間からポートを挿入するため，多肋間の肋間神経ブロックが必要になる．多肋間の傍脊椎神経ブロック法を紹介する[17]．

①胸腔鏡にて胸腔内を観察しながら，背側の第8肋間の辺りの脊椎に近いところから硬膜外カテーテル挿入用の穿刺針を経皮的に穿刺する（図1-67）．
②穿刺針の先端が壁側胸膜を突き破って胸腔内に入らないように注意しながら，穿刺針の先端を壁側胸膜の外側に這わせて，交感神経幹の近傍まで進める．
③硬膜外麻酔用の針の内筒を抜き，穿刺針の外筒に，白色の硬膜外ブロック用のカテーテルを壁側胸膜外腔に挿入する．このとき助手はソラココットン小でカテーテルの先端を壁側胸膜越しに押して，カテーテルの先が頭側に向くようにする．

④カテーテルの先端を，局所麻酔薬を注入し，胸膜外腔を膨らませながら交感神経幹に沿ってカテーテルを頭側に進め，第4肋間まで挿入する．
⑤カテーテルがうまく頭側に進まないことがあるが，助手がソラココットン小で壁側胸膜越しにカテーテルの先端を誘導させることが頭側に進めるためのコツである．
⑥局所麻酔薬20 mLをカテーテルから注入すると，第4肋間から第8肋間までの範囲の傍脊椎腔に薬液が貯留され，それにより壁側胸膜が膨隆することが確認できる（図1-70）（動画1-5）．

▶ **動画 1-5　傍脊椎神経ブロック**

この症例では，左第6肋間の背側から挿入し，カテーテルの先端は第4肋骨下縁に留置した．壁側胸膜を破らないように挿入する．

⑦単孔式手術では1肋間のみのブロックで良いため，カテーテルを頭側に進める必要はない．カテーテルを直接使用した肋間（第6肋間）に挿入し，先端を交感神経幹の近傍に留置する．

主な合併症は肋間動静脈損傷である．注意されたい．

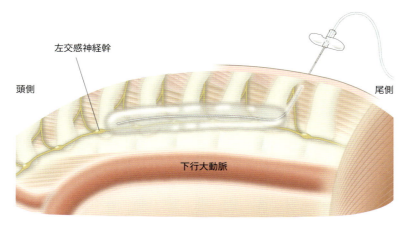

図 1-70　傍脊椎神経ブロック
背中から硬膜外麻酔用の針を刺入し，壁側胸膜を破らないように交感神経近傍まで進める．針の内筒を抜いて，白いカテーテルを交感神経幹に沿って頭側に進める．ソラココットン小で胸膜越しにカテーテルの先を頭側に誘導し，さらに麻酔液を注入しながら挿入すると頭側に進みやすい．

COLUMN

手術時間を短縮するためのコツ

手術時間を短縮するためのコツは，その視野でできることはすべて行っておくことである．例えば，右上葉切除では肺門前方の胸膜切開の後，V$^{1-3}$と右上肺動脈幹の切離のみではなく，後の上葉気管支切断のために #11s 前方（腹側），12u を含む脂肪組織を右中間気管支幹から剥離し，上葉気管支と中間気管支幹の前方の股を露出する．さらに後の上縦隔リンパ節郭清のため上肺動脈幹頭側の #4R リンパ節下縁を上肺動脈幹から剥離・切離を行っておく．同じ視野でできることはすべてしておくと術野展開の回数を減らすことができ，手術時間は短縮される．

COLUMN

手術手技を統一する

手術チーム内においては手術手技を統一した方が良い．同じ方法を繰り返すことで，チーム内の手術手技が洗練されるだけでなく，助手や機械出しの看護師も次に何をすべきかがわかるため，手術の流れがスムーズになり，ひいては安全性の向上につながる．

COLUMN

気管内チューブ抜管時の肺破裂

術後気管内チューブ抜管時の激しい咳は，気道内圧を過度に上昇させる．肺気腫や間質性肺炎などの肺が脆弱な症例では，肺の縫合部は過度の気道内圧上昇により容易に裂けてしまう．いったん裂けてしまうと，気漏は保存的にはなかなか止まらない．気漏の持続は，状態の悪い患者では生命予後にも影響する．当院では，肺が脆弱な症例に対しては深麻酔時に十分気管内吸引を行った後，気管内チューブを抜去し，ラリンジアルマスク[18,19]による換気へ変更をしてから覚醒させるように麻酔科に依頼している．これにより咳反射のほとんどない穏やかな麻酔覚醒が行われ，大変助かっている．もし抜管後に持続の気漏が出現したときには手術室を退室せず，その場で再度全身麻酔をかけ，プレジェットを使用した縫合閉鎖を行った方が良い．縫合のみでは裂ける可能性があるので，縫合部はさらにネオベール®の貼付とフィブリン糊の固定で補強を追加する．

胸腔鏡手術の出血対策

胸腔鏡手術は，開胸手術よりも出血時のコントロールが難しくなることから，安全面を確保した上で手術を行わなくてはならない．リンパ節が炎症性に肺動脈に固着している場合は基本的に胸腔鏡手術の適応外である．もし胸腔鏡で続けるのであれば，必ず主肺動脈と上下肺静脈の血管確保（テーピング）を行ってから

第 1 章　胸腔鏡手術

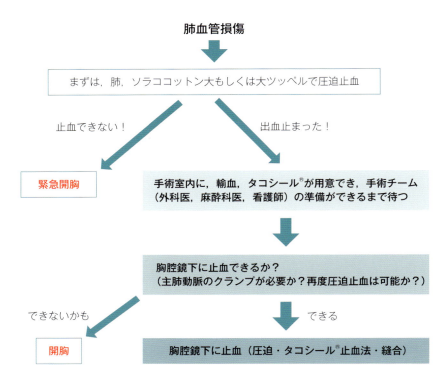

図 1-71　出血時のアルゴリズム

- 肺血管を剥離する必要のある手術においては，輸血とタコシール®を準備する．
- 手術室チーム（外科医・麻酔科医・看護師）で出血時の対応（何が緊急に必要かなど）について事前に話し合っておく．
- 出血時に緊急で使用する器具（開胸器，血管クランプ鉗子，大ツッペル，必要ならワイヤーカッターなど）は，最初から清潔野に用意しておく．ウーンドリトラクターは，クーパー剪刀で切断可能であるが，ラッププロテクター™は，ワイヤーカッターが必要である．
- 出血時に清潔野に追加で出す器具（追加の吸引器具など）は，手術室内にまとめておく．
- 第一助手は，緊急開胸ができる者が務める．
- リンパ節が陳旧性炎症などで肺動脈に固着している症例は，基本的には開胸とする．
- 「危なくないですか？」，「そうか．じゃあ止めておこう」といった，部下が上司にものが言える雰囲気をつくる．

剥離操作を行う．テーピングした場合，テープを創外に出すと手術操作の邪魔になるので，胸腔内の手術操作の邪魔にならない場所に置く．剥離操作が困難であることがわかっているのに，安全を確保しないまま肺血管の剥離操作を行ってはならない．

A　圧迫止血

出血時はまず慌てないことである．肺の血管は低圧系である．落ち着いてソラココットン大か肺で圧迫する．ソラココットンで圧迫する場合は強く圧迫しない．血管の裂け目が広がる可能性がある．慌てずそっと圧迫する．姫路医療センターで行われている，肺を肺門部で折りたたんで出血点を押さえつけてしまう方法も良い．筆者らは肺血管を剥離する必要のある手術において，念のため輸血とタコシール®を毎回手術室に準備しているが，費用の面からできる施設とできない施設があるかもしれない．少なくともタコシール®は手術室に準備しておく．一時的にでも圧迫止血できたら，まずは手術チーム（麻酔科医師，看護師，外科医師）がさらなる出血に対応できるように体制を整え，十分な輸血が準備されるまで新たな操作をしてはならない．十分準備できてから止血操作に移る．もし圧迫しても止血できなければ，速やかに緊急開胸を行う（図1-71）．

B　タコシール®接着止血法

出血点を圧迫できたら，タコシール®を準備して8等分に切る．損傷部が小さく出血量が少ない場合は，32等分の小さなものを切って用意する．出血点を術者が圧迫している場合は，助手が鑷子でタコシール®を把持し，タコシール®を出血点近くに持っていく．術者は圧迫を解除し，助手はタコシール®を速やかに出血点に置く．術者はソラココットン大でタコシール®を出血点に押し付けてそっと圧迫する．もし止血が不十分であれば，再度同じ操作を繰り返す．助手が圧迫していた場合は助手が術者の役を行う（**動画 1-6**）．

> **▶ 動画 1-6　タコシール®接着止血法**
>
> タコシール®接着止血法を行った4例を提示する．1例目は右上葉切除時のA^{1,3}近傍の膜のみを左手の鑷子で把持したつもりであったが肺動脈も同時に把持してしまって肺動脈を損傷している．2例目は助手が術野展開のために肺を引っ張り上げたところ，肺動脈に亀裂が入って出血している．出血が少なかったので小さなタコシール®（32等分）を2枚貼付して止血した．3例目は右上葉切除時のA^{2}を中枢側結紮の後リガシュアーで切離しようとしたところ，中枢側結紮部が裂けて出血している．4例目は，単孔式胸腺摘出術時に胸腺を過度に引っ張り，胸腺静脈を引き抜いて出血している．ソラココットンで圧迫し，その間に左第5肋間に追加の12mm弁付きポートを挿入した．その追加のポートから，挿入時にタコシール®が弁で壊れないように小さなガーゼ（ラパロガーゼ）にタコシール®を包んで胸腔内に挿入し，タコシール®接着止血法で止血した．

　多くの場合，このタコシール®接着圧迫法で止血可能である．今までの経験では，肺動脈，無名静脈および奇静脈で止血可能であった．あまり大きなタコシール®で止血すると，肺が膨張するとき，貼り付けられたタコシール®が膨張する肺に引っ張られて剥がれてしまう可能性がある．できるだけ出血した血管のみにタコシール®を貼り付けることが望ましい．肺にも貼られているときは，しっかり肺を換気して，タコシール®が剥がれないか確認する必要がある．

　肺血管損傷には，いわゆる血管が引き抜かれてしまって血管に穴が開いてしまったような場合と，裂けてしまった場合とがある．血管に穴が開いてしまったような場合は，たとえタコシール®で止血されても，損傷部を縫合して止血した方が良いかもしれない．筆者は血管が裂けた場合で，裂けた部位がタコシール®で止血された場合は縫合などの追加の処置をしていない．タコシール®による止血の後，追加の縫合処置が必要かどうかはいまだ議論のあるところである．

C　開胸止血法

　胸腔鏡下の止血が困難と判断したら，すぐに開胸に移行する．開胸をためらってはいけない．安全に行うことが何より重要である．

　ここでは肺動脈損傷と無名静脈および上大静脈損傷に対する対策を述べる．

1　肺動脈損傷

　術者が鏡視下に圧迫止血している場合は，助手が開胸を行う．ウーンドリトラクターをクーパー剪刀で切り（ラッププロテクター™の場合はフレームに針金が入っているのでワイヤーカッターが必要），胸腔鏡の小開胸創を延長し，思い切って大きく開胸する（開胸創の大きさにこだわってはいけない）．第4か第5肋間開胸が望ましい．

　開胸したら，まず用手的に圧迫止血を行う．その後，タコシール®で一時止血ができるか，サテンスキー，クーリーデラなどの血管鉗子により血管のサイドクランプができるか，主肺動静脈のクランプが必要かを判断する．タコシール®による止血は，一時的でも出血が止まれば落ち着いてその後の処置ができるので，まずは試してみて良い．サイドクランプができる場面は限られている．あまり無理にサイドクランプするより，主肺動脈や上下肺静脈のクランプを試みた方が損傷部の傷を広げなくて良いかもしれない．

　まず主肺動脈を確保し，クランプする．胸腔内で難しければ心膜切開を行い，心嚢内で主肺動脈をクランプする．その後，損傷部より末梢の肺動脈がクランプできれば良いが，難しい場合は上・下肺静脈をクランプする．これにより肺には気管支動脈系のみの血流となるため出血が少なくなる（なくなりはしない）．クランプできたら縫合止血を行う．

　開胸しても止血できない場合，経皮的心肺補助装置 percutaneous cardiopulmonary support（PCPS）を使用することも考慮する．側臥位なので血管アクセスの確保が困難であるが，鼠径から大腿動静脈を確保し，PCPSを行うと，右房での脱血により右心系の血流量が減少するため，肺動脈からの出血を減らすことができる．

2　無名静脈損傷

　胸腺の手術で最も多い血管損傷は無名静脈と思われる．胸腺の鏡視下手術では，多くの施設は仰臥位か30°程度の半側臥位で行っているが，側臥位で行う施設もある．無名静脈の損傷時，無名静脈損傷部の末梢と中枢側のクランプが必要になる可能性があるが，側臥位の開胸アプローチで圧迫止血しながら無名静脈損傷部の末梢側を確保することは極めて困難である．胸腺の鏡視下手術を行う場合，胸骨正中切開に移行が可能な，仰臥位か30°程度の半側臥位での手術を推奨する．仰臥位の場合，出血時はまずソラココットン大などで圧迫止血を行う．肺と異なり，胸腺での圧迫は思ったより難しい．次にタコシール®での止血を試みる．タコシール®で止血が得られなければ速やかに胸骨正中切開に移行し，無名静脈損傷部の末梢と中枢側をクランプし，縫合止血を行う．剣状突起下アプローチによる単孔式胸腺摘出術時の止血法は単孔式手術の項で述べる．

3 上大静脈損傷

　側臥位での肺癌手術における上縦隔リンパ節郭清時の上大静脈損傷がときに報告されている．上大静脈の損傷部位にもよるが，無名静脈の血管確保が必要な場合は危機的状況である．側臥位でも右腕頭静脈と上大静脈は側臥位でテーピングが可能であるが，圧迫止血している状況では無名静脈のテーピングが極めて困難だからである．まずはタコシール®の貼付での止血を試みる．一時的にでも止血されると，落ち着いて次の対処ができる．止血が一時的にも確認できたのであれば，さらに縫合が必要か判断する．損傷部位のサイドクランプが可能であれば，サイドクランプを行って縫合止血しても良い．タコシール®による止血が得られ，さらに縫合操作が必要と判断するのであれば，側臥位のまま縫合するか，仰臥位として止血縫合操作をした方が良いか判断する．ただし，圧迫していないと止血が得られない場合に体位変換を行うことは危険である．

　タコシール®での止血が得られない場合，別の選択肢として，鼠径の大腿静脈（心臓外科医によると右心房や腋窩静脈も選択肢とのことである）から脱血管を挿入し，大腿動脈に送血管を挿入して部分体外循環を行えば出血量が減ることが予測される．脱血管に空気が入るかもしれないこと，出血を吸引して循環に戻せることを考えると，PCPS よりヘパリンが必要であるが，通常の体外循環の方が良いかもしれない．

　カテーテルインターベンションによる方法として，左の肘静脈から無名静脈までカテーテルを入れてバルーンで無名静脈を閉塞させることも理論上は可能であろうが，側臥位でのカテーテル操作が困難かもしれない．カテーテルインターベンションにおける上大静脈損傷を，大動脈用ステントを挿入して止血した報告があるが，側臥位で透視が困難な状況では難しいと思われる．

7 胸腔鏡手術のトレーニング法

　修練者は，実際の手術の前にドライボックスでの鏡視下の糸結びと縫合の練習を必ずしておかなくてはならない．実際の手術は練習の場ではない．不十分な技術で患者に手術を行うことは患者に失礼である．胸腔鏡手術の時代になって良いことの1つは手術がDVDなどの記録媒体にすべて記録されていることである．手術前に指導者の手術のDVDを見ておくことは大切である．

8 修練者が行うべきこと

①ドライボックスで縫合・結紮などの手術手技を日々練習する．
②学会が開催するトレーニングに参加する．
③自施設，他施設含めて手術をたくさん見る（自分の入らない自施設の手術見学，上司の手術が記録されたDVD，CTS-netなどのインターネット上の手術映像，学会のビデオ発表，他施設の手術見学など）．
④手術前には手術に入る上司の手術DVDを見る．
⑤できるだけ多くの手術を経験する．

COLUMN

胸腔鏡手術の教育がしやすい手術としにくい手術

　胸腔鏡手術には，指導者の術中指導が容易な方法と困難な方法がある．指導が容易な方法は，助手（指導者）が参加できる手術法である．多孔式の胸腔鏡手術では術者のために2ポート，カメラスコープのために1ポートの3ポートが最低限必要である．指導者が術中直接指導するためには，どこかから最低でももう1つ指導者の手（鉗子）を挿入できる場所が必要である．つまり，指導しやすい手術は4ポート以上の手術か，3ポートでも1つのポートが小切開（1ウインドウ）となっている必要がある．直接指導ができない方法は，単孔式手術や，1ウインドウのない3ポート法である．この場合指導者は口答で指示・指導するしかない．

COLUMN

肺葉切除＋リンパ節郭清のシミュレーター

　現在行われているドライボックスやブタを使用した内視鏡手術操作のトレーニングは基本手技のトレーニングとしては有用であるが，実際の手術手技とは異なるものである．ブタを使用したトレーニングは，生体であり大変有用なものであるが，動物愛護の問題があること，動物を扱う施設に行かなくてはならないこと，動物のみならず麻酔医などの人件費や準備費が高いこと，ブタの解剖はヒトと異なることなどの問題点がある．

　肺癌の手術では肺門縦隔リンパ節郭清の手技も重要であるが，肺門縦隔リンパ節郭清が可能なトレーニングモデルはなかった．筆者はファソテック社と共同で，実際の手術とまったく同じ手術手技ができる胸腔鏡手術トレーニング・シミュレーションモデルを作製した（図 1-72）．このモデルは，普段使用している器具，Vessel sealing devile ステープラーなどを使用して，実際の手術と同じように肺動静脈気管支を切離して肺葉切除ができる．肺門部や縦隔の脂肪組織も再現してあり，肺門縦隔リンパ節郭清も可能である．実際の肺血管・気管支の走行やリンパ節の位置は，CT のデータではなく，筆者の経験に基づいて再現している．モデルによって走行が不自然な場合もあるがご容赦願いたい．このモデルのサイズに関して，血管はほぼ同じサイズにしているが，肺そのもののサイズは，大きいと取り回しがしにくいことおよび完全に無気肺になった状態を想定しやや小さめにしている．今後，動物愛護の観点から，手術トレーニングには動物を使用しないこのようなシミュレーターや cadaver の使用が増えると思われる．

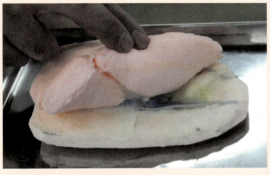
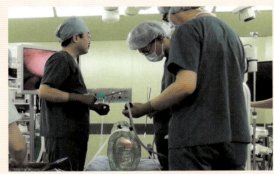
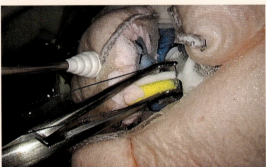
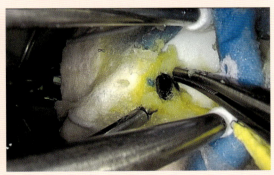

図 1-72　肺葉切除＋肺門縦隔リンパ節郭清モデル（ファソテック社）

me-info@fasotec.co.jp で購入可能．

文献

1) Jacobaeus HC：Ueber die Moglichkeit die Zystoskopie bei untersuchung seroser hohlungen anzuwenden. Munch Med Wochenschr 57：2090-2092, 1910.
2) Roviaro G, Rebuffat C, Varoli F, et al.：Videoendoscopic pulmonary lobectomy for cancer. Surg Laparosc Endosc 2：244-247, 1992.
3) Mack MJ, Aronoff RJ, Acuff TE, et al.：Present role of thoracoscopy in the diagnosis and treatment of diseases of the chest. Ann Thorac Surg 54：403-408, discussion 407-409, 1992.
4) Suda T, Kitamura Y, Hasegawa S, et al.：Video-assisted thoracoscopic extrapleural pneumonectomy for malignant pleural mesothelioma. J Thorac Cardiovasc Surg 134：1088-1089, 2007.
5) Cai YX, Fu XN, Xu QZ, et al.：Thoracoscopic lobectomy versus open lobectomy in stage I non-small cell lung cancer. a meta-analysis. PLoS One 8：e82366, 2013.
6) Paul S, Altorki NK, Sheng S, et al.：Thoracoscopic lobectomy is associated with lower morbidity than open lobectomy: a propensity-matched analysis from the STS database. J Thorac Cardiovasc Surg 139：366-378, 2010.
7) Falcoz PE, Puyraveau M, Thomas PA, et al.：Video-assisted thoracoscopic surgery versus open lobectomy for primary non-small-cell lung cancer: a propensity-matched analysis of outcome from the European Society of Thoracic Surgeon database. Eur J Cardiothorac Surg 49：602-609, 2016.
8) Detterbeck FC, Lewis SZ, Diekemper R, et al.：Executive Summary: Diagnosis and management of lung cancer, 3rd ed: American College of Chest Physicians evidence-based clinical practice guidelines. Chest 143：7S-37S, 2013.
9) NCCN Clinical Practice Guidelines in（NCCN Guidelines®）. Oncology Non-small cell lung cancer. Version 7. 2015.〈https://www2.tri-kobe.org/nccn/guideline/lung/english/non_small.pdf〉（2018 年 4 月アクセス）

10) 日本肺癌学会（編）：EBM の手法による肺癌診療ガイドライン - 悪性胸膜中皮腫・胸腺腫瘍含む -. 2018 年版. 金原出版, pp.81, 2018.
11) Yan TD, Cao C, D'Amico TA, et al.：Video-assisted thoracoscopic surgery lobectomy at 20 years: a consensus statement. Eur J Cardiothorac Surg 45：633-639, 2014.
12) Okada M, Sakamoto T, et al.：Hybrid surgical approach of video-assisted minithoracotomy for lung cancer: significance of direct visualization on quality of surgery. Chest 128：2696-2701, 2005.
13) Yan TD, Black D, Bannon PG, et al.：Systematic review and meta-analysis of randomized and nonrandomized trials on safety and efficacy of video-assisted thoracic surgery lobectomy for early-stage non-small-cell lung cancer. J Clin Oncol 27：2553-2562, 2009.
14) Kaseda S, Aoki T, Hangai N, et al.：Better pulmonary function and prognosis with video-assisted thoracic surgery than with thoracotomy. Ann Thorac Surg 70：1644-1646, 2000..
15) Nakata M, Saeki H, Yokoyama N, et al. Pulmonary function after lobectomy: video-assisted thoracic surgery versus thoracotomy. Ann Thorac Surg 70：938-941, 2000.
16) Davies RG, Myles PS, Graham JM：A comparison of the analgesic efficacy and side-effects of paravertebral vs epidural blockade for thoracotomy：a systematic review and meta-analysis of randomized trials. Br J Anaesth 96：418-426, 2006.
17) 栃井大輔, 須田 隆, 芦刈周平, 他：胸腔鏡手術後鎮痛のための持続胸部傍脊椎神経ブロック施行法の工夫. 藤田学園医学会誌 37：51-53, 2013.
18) 五藤恵次, 平川方久：肺気腫に対する Volume Reduction Surgery の麻酔. 臨床麻酔 21：785-793, 1997.
19) 笹野 寛, 笹野信子, 服部友紀, 他：肺容量減少手術の麻酔覚醒時のラリンジアルマスクが咳嗽発生防止に有用である. -3 症例の経験から - 麻酔 49：278-281, 2000.

2 単孔式手術

近年，より低侵襲な手術を行うことを目的に，1つの創からすべての手術手技を行う単孔式手術が広まりつつある．単孔式手術の利点は，整容的に優れることと痛みや神経障害が少ないことである．単孔式手術は，操作に慣れが必要であるが，注意点とコツを掴めば十分な精度を保った手術が可能な手技である．

1 単孔式手術の歴史と現状

呼吸器外科手術における単孔式手術の歴史は，1990～1992年に手掌多汗症に対する胸部交感神経切断術を1つの創で行った報告から始まっている[1,2]．2004年にはイタリアのRoccoらが単孔式肺楔状切除を報告した[3]．2005年には胸膜炎に，2006年には心膜開窓術や縦隔リンパ節生検に単孔式手術を応用している[4]．2011年にスペインのDiego Gonzalez Rivasらは，側胸部の1つの傷から肺葉切除を行う単孔式手術（Uniportal VATS lobectomy）を報告し[5]，その後，肺全摘，区域切除，気管支形成術や血管形成術などのより高度な手術にも適応した[6,7]．現在，この側胸部アプローチによる単孔式肺葉切除はアジア，ヨーロッパを中心に世界中で広まりつつある．さらに近年，単孔式手術では痛みも少ないことから，気管内挿管をせずに行う局所麻酔下の肺葉切除も報告されている[8]．胸腺摘出術に関しては，1988年にCooperらが頸部から胸腺摘出術を行うtranscervical thymectomyを報告した．これも単孔式手術といえるかもしれない[9]．2011年には前縦隔腫瘍手術に対する手術法に剣状突起下アプローチが報告され[10]，2012年に筆者らは，二酸化炭素の縦隔内への送気を併用した剣状突起下アプローチによる単孔式胸腺摘出術を報告した[11]．この剣状突起下アプローチによる単孔式胸腺摘出術は従来行われている側胸部アプローチと比較して肋間を経由しないため，肋間神経障害が起こらず，痛みは少なくて済む[12]．2013年には臍から横隔膜を経由して胸部交感神経幹切断術を行うe-NOTESが報告された[13]．NOTES（natural orifice transluminal endoscopic surgery）は体表面に傷を作らず，口，肛門，膣や膀胱を経由して内臓の手術を行うものである．臍を経由するものはe-NOTES（embryonic-natural orifice transluminal endoscopic surgery）と呼ばれる．胸部領域での報告は少ないが，胸部領域のe-NOTESの報告は今後の新しいアプローチとして期待されている．2014年に，筆者らは剣状突起下から両側肺の肺転移巣を切除する剣状突起下アプローチによる単孔式両側肺楔状切除術を報告した[14]．剣状突起下から肋間を経由せず両側の肺を一期的に切除する方法である．切除できる肺の部位にやや制限があるものの，従来の両側側胸部アプローチと比較して，創は1つで済み，肋間神経障害のない有用なアプローチである．2014年には台湾のLiuらによって，剣状突起下アプローチによる単孔式肺葉切除＋縦隔リンパ節郭清が報告された[15]．この方法は，現在最も低侵襲な肺癌に対する手術アプローチと思われる．

単孔式肺葉切除に関する成績については，従来の多孔式の胸腔鏡手術と比較して，単孔式手術の術後疼痛軽減を示す報告がある一方[16,17]，術後疼痛に差がないとする報告もある[18]．単孔式手術の歴史は浅く，今後，さらなる症例の集積と単孔式手術の有用性の証明が必要である．

2 単孔式手術の利点と欠点

単孔式手術の利点は，整容的に優れることと術後の疼痛が少なくなることが期待できる点である．側胸部アプローチによる単孔式手術では，1肋間のみの肋間神経障害で済むため，1肋間のみの疼痛コントロールを行えば良く，術後の疼痛コントロールが比較的容易となる．再手術時に癒着が少ないことも利点だろう．欠点は手術の操作性が必ずしも良くないことである．

3cmの創1つから鑷子，剥離鉗子やステープラー，

カメラスコープ，術野展開のための肺鉗子，吸引管などを挿入しなくてはならないので，各器具間の干渉が問題となる．1方向からのアプローチのため曲がった器具を使用する必要があり，自然な方向での剝離や切離操作がより困難である．また，外科教育の面においても，術者が修練者であった場合，助手である指導者は言葉で指示することはできても，鉗子などで手術をサポートすることや出血があったときに指導者が直接対処することができない．教育面では不利な手技である（表2-1）．

表2-1　単孔式手術と多孔式手術の比較

	単孔式	多孔式
創の数	1	2〜5
手術の操作性	多孔式より劣る	良い
出血時の対応	可能であるが多孔式より難しくなる	可能
肋間神経障害の範囲	1肋間	多肋間
指導医の教育	難しい	方法によっては容易

3 単孔式手術で使用する器具

単孔式手術では，開胸手術から胸腔鏡手術に移行する際に，胸腔鏡手術用の器具が必要であったのと同じく，単孔式手術では単孔式手術用の器具を使用しなければならない．

A 術者の左手用の鑷子

海外の単孔式手術を見ていると，術者の左手は吸引や術野展開に使用され，血管鞘を把持することはなく，右手だけの片手での剝離操作で行っている．筆者は，術者はできる限り左手で血管鞘や胸膜などの剝離するものを持って，右手の剝離鉗子で剝離操作をすべきであると思っている．そのためには左手用に屈曲した（する）把持鉗子（鑷子）が必要である．

1 ガイスター鑷子

横に曲がったタイプのこのガイスター鑷子は主に単孔式肺葉切除時に使用する（図2-1）．先端はDeBakey型である．単孔式手術で血管鞘を持つためにはこの鑷子が有用である．しかしながら，この鑷子を使用しても術者の両手はまだ近いため，干渉することもある．新しい器具の開発が望まれる．

B 単孔式手術用鉗子

単孔式肺葉切除術において，助手は3cmの小さな1つの創から術野展開を行わなくてはならない．肺鉗子を含むすべての鉗子のシャフトは細く1本の形状のものが小さな創内のスペースで他の鉗子の邪魔にならなくて良い（図2-2）．スキャンラン®ゴンザレス鉗子（図2-3）は単孔式肺葉切除用に開発された鉗子である．血管のテーピングなどに使用する．肺鉗子やリンパ節鉗子も単孔式手術用のもの（図2-4）を使用する．この肺鉗子やリンパ節鉗子は長いものも販売されている．単孔式の肺楔状切除や胸腺摘出術でも使用できる．

1 Ligasure™ Maryland タイプ　37 cm（コヴィディエンジャパン株式会社）

筆者は単孔式肺葉切除および剣状突起下アプローチによる単孔式胸腺摘出術において，先端が剝離操作に向いた形状をしており，キャビテーションの心配がないリガシュアーメリーランドタイプを使用している．現時点では血管鞘を把持できる長い鑷子が無いため，単孔式肺葉手術では37cmの長いリガシュアー（図2-5）を使用して，術者の左右の手が干渉しないようにしている．Diego Gonzalez Rivas先生は，ほとんどの操作をハーモニックスカルペルで行っている．慣れた器具であれば良いと思う．ただし，CO_2送気下の単孔式胸腺摘出術では超音波凝固切開装置を使用すると組織切離時に発生するミストが視野の妨げとなってしまう．

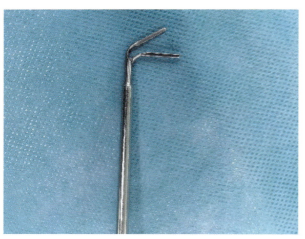

図2-1　縦開きガイスター鑷子
（Geister ValveGate™PRO C 38-7821）
単孔式肺葉切除で血管梢や胸膜を把持するために使用している．

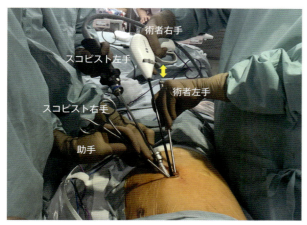

図 2-2　単孔式肺葉切除術時の鉗子挿入

すべての鉗子のシャフトは細く一本の形状のものがよい．術者がリガシュアーと鑷子を持ち，助手が肺鉗子，スコピストがカメラを持っている．術者は長いリガシュアーを使用して，術者の左右の手が干渉しないようにしている．

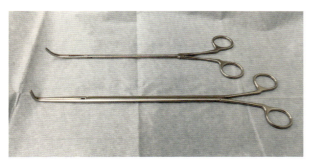

図 2-3　単孔式手術用剝離鉗子（スキャンラン®）

スキャンラン® Gonzalez Rivas Dissector（9009-213）他．主に血管のテーピングを行うときに使用する．単孔式手術用に小さな創をできるだけ占拠しないようにシャフトが1本になっている．

C　剣状突起下アプローチによる単孔式胸腺摘出術用のポート

　単孔式手術用ポートは SILS™ Port（コヴィディエンジャパン株式会社），X-gate（ジョンソン・エンド・ジョンソン株式会社），アルノート®ラップシングル（アルフレッサファーマ株式会社）（図 2-6）および GelPOINT® Mini アドバンスドアクセスプラットフォーム（アプライドメディカル）（GelPOINT® mini）など多くの種類が販売されている．GelPOINT® mini（図 2-7）はポートのプラットフォームがゲルのため，子ポートが過度に固定されないことにより鉗子同士の干渉を軽減させる．

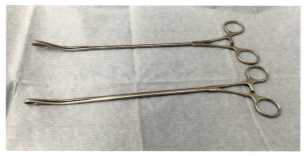

図 2-4　単孔式手術用肺鉗子（スキャンラン®）

写真は，スキャンラン® Gonzalez Rivas Forester Clamp（9009-229）とスキャンラン® Forester Clamp（9009-226，9009-922）．肺鉗子もしくはリンパ節を把持する鉗子として使用している．単孔式手術用にシャフトが1本になっている．もっと長いものも販売されている．剣状突起下アプローチの胸腺摘出術にも使用できる．

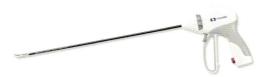

図 2-5　LigaSure™ Maryland タイプ　37 cm
（コヴィディエンジャパン株式会社）

単孔式手術では，術者の両手の干渉を避けるために，長いリガシュアーを使用する．

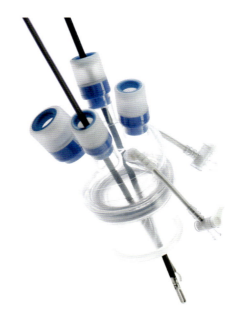

図 2-6　アルノート®ラップシングル
（アルフレッサファーマ株式会社）

単孔式手術用のポートはいろいろな会社から販売されている．写真はアルノート®ラップシングル．このポートは，プラットフォームが透明なため創が見えて器具の挿入が容易になること，子ポートが過度に固定されていないことから操作性に優れること，子ポート接着されているため，操作中にプラットフォームから外れることはない事から有用な器具である．筆者は，剣状突起下アプローチによる単孔式胸腺摘出術，ロボット支援肺葉切除および胸腺摘出術に使用している．

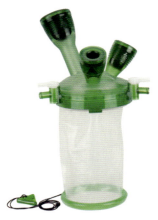

図 2-7　GelPOINT® Mini アドバンスドアクセスプラットフォーム（アプライドメディカル）

ポートの根本がゲルのため，子ポートが固定されないことが鉗子同士の干渉を軽減できる．

4 単孔式手術の基本操作とコツ

肺切除術と胸腺摘出術は異なる手技であるため，別々に述べる．

A 単孔式肺切除術の基本操作とコツ

① 筆者は，手術が左右どちらでも右利きの術者が右手で剥離操作しやすいように患者の右側に立って行っている（慣れた3ポート法と同じ立ち位置，同じ視野が良いと考えるためでもある）．Diego Gonzalez Rivas 先生は常に患者の前側（腹側）に立って手術を行っている．どちらでも可能である（表 2-2）．

② 左右どちらのどの肺葉でも第6肋間中腋窩線に，肺楔状切除では 1.5 cm，肺葉切除では 4 cm の皮膚切開を行う．海外の報告でも上葉は第5肋間，下葉は第5か第6肋間を使用する施設が多いようである．前方（腹側）から手術する場合は前腋窩線上が良い．

③ 筆者はモニター反転法で行っているが，初期は見上げ法で行っていた．どちらでも可能である．

④ ウーンドリトラクターは使用してもしなくても良い．創保護具を使用しない場合は，5 mm のカメラポートを術者と対側の創縁に絹糸で固定して使用する（図 2-9）．ただし，カメラが汚れやすくなるのが難点である．もちろん創保護具を使っても良い．その場合は創保護具や鉗子のシャフトにゼリーなどを塗って滑りやすくする．

⑤ リガシュアーメリーランドは 37 cm の長いものを使用する．長さの異なる器具を使用することで両手の干渉を防ぐことができる．

⑥ できるだけ器具の出し入れを減らすために，Vessel sealing device で剥離，凝固，切離のほとんどを行う．

⑦ 血管や気管支をテーピングするときには，剥離鉗子の先端に糸を輪にして把持し，糸を通した血管の先に置いてくる．鉗子で置いてきた糸を拾って，テーピングを行う（図 2-9）．

⑧ 助手は，肺鉗子で肺を把持して術野展開を行う必要があるが，肺鉗子はシャフトが1本のものを使用し，少しでも創のスペースを塞がないようにする．

⑨ 助手の術野展開は，肺鉗子以外でも行うことができる．まず術者が3ポートのときのようにソラココットン大を2本クロスして術野展開を行い，そのソラ

表 2-2　単孔式肺葉切除時の配置

	術者の位置	第一助手の位置	スコピストの位置	ポートの位置	視野の見せ方	カメラスコープの位置
Diego Gonzalez Rivas ら[19)]	患者の前側	患者の背側（下葉や気管分岐下リンパ節郭清時は術者の同側尾側に立つ）	第一助手が兼ねる	第5肋間前腋窩線と中腋窩線の間　右上葉の場合，第4肋間とする　左側の手術時は右よりやや側方	見上げ法	創の最も頭側
筆　者	患者の右側	患者の左側頭側	患者の左側尾側	第6肋間中腋窩線上	モニター反転法	創縁の助手側

ココットンを助手に持ってもらい，創内の隙間から術者が手術操作をする．意外と操作スペースはある．

⑩ステープラーは基本的に曲げて使用する．挿入方向に制限のある単孔式手術の場合，まっすぐのままステープラーを挿入しても，ステープラーの先端が縦隔に当たるだけで血管を通すことはできない．地面と水平な方向に曲げた状態にし，ステープラーの先端を通したい血管まで持っていく．後は曲がったステープラーをゆっくり進めると，アンビルを血管の裏に通すことができる．ステープラーはカーブドチップを使用すると先端の確認が容易になる（図2-10）．

⑪肺楔状切除でも肺葉切除でも，ステープラーは，常に把持鉗子の下から挿入すると通しやすくなる．

⑫助手は，ときに長い吸引管を使用して術野展開を行

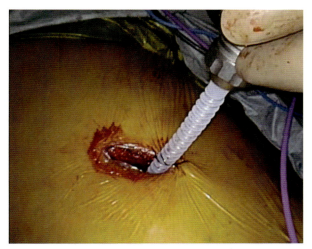

図2-8　術者と対側の創縁にカメラポートを固定する

創縁の助手側（患者の左側）の創縁に絹糸で固定している．もちろん創保護具（ウーンドリトラクターなど）を使用しても良い．その場合は潤滑油やゼリーをつけてすべりを良くする．

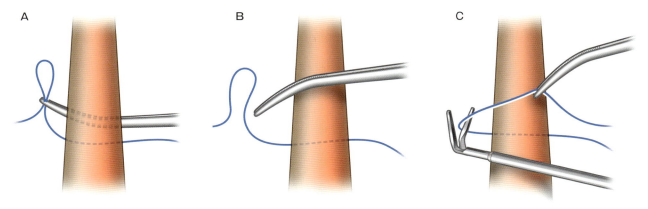

図2-9　単孔式手術時の糸のテーピング

A：先端を輪にした糸を剝離鉗子で把持して血管の裏を通す．B：血管を通したら，通した先に糸を置いて糸を拾ってくる．C：糸を引っ張るときに糸ノコギリのようになって血管を損傷しないように，糸を鑷子で引っかけて，血管から離した状態にしてから引っ張る．

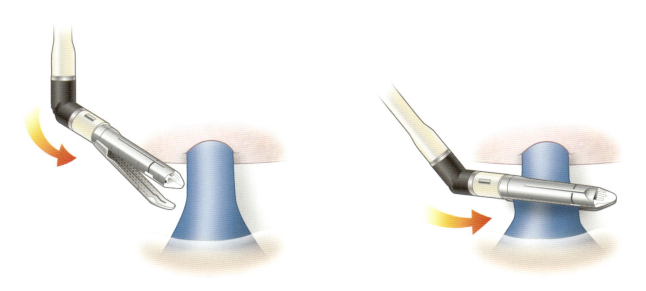

図2-10　単孔式ではステープラーは曲げる

地面と平行に曲げたステープラーの先端は自ずと縦隔に沿って進む．

COLUMN

片手の剥離操作

　現在世界で最も多くの単孔式肺葉切除を行っている病院はShanghai Pulmonary Hospitalだろう．2017年は1年で1万件以上（！）の呼吸器外科手術が行われ，その8割が単孔式で行われているそうである．彼らは世界中の外科医を対象にトレーニングプログラムを行っており，毎年多くの世界中の外科医がそのプログラムを受けている（2019年2月の時点で78ヵ国500人以上）．われわれも申し込めるので，参加すればきっと良い経験ができるだろう．ただし，手術操作は今までの日本の方法とは異なっている．彼らの方法は，左手は術野展開を吸引鉗子で行い，主に右手のハーモニックスカルペルの片手操作でうまく血管を露出する．手術時間も早く，安全性も問題ないようである．世界の単孔式手術において片手の剥離はもうすでに認められている．筆者が知る限り，海外のビデオを見たりハンズオンの単孔式手術の教育の場に参加しても，誰も左手で血管梢を持とう（持たせよう）としない．しかしながら，筆者は左手で剥離するものを持って右手で剥離操作をするという今まで日本の外科医が行ってきた血管の露出法やリンパ節郭清は，日本が誇るべきお家芸であると思っている．日本で単孔式肺葉切除が受け入れられるかどうかは，今まで行われてきた手術をこの単孔式でも再現できるかどうかが鍵であるかもしれない．

うと良い．

B 剣状突起下アプローチによる単孔式胸腺摘出術の基本操作とコツ

①まずは，剣状突起下へのポート挿入法を覚える．剣状突起下アプローチが広まりにくい原因の1つに剣状突起下のポート挿入に呼吸器外科医が慣れていないことがあげられる．無編集の動画を示す（**動画2-1**）．皮膚切開は，剣状突起下1 cm下方に3 cmの横切開を行う．横切開では，カメラスコープが横に避けられるため，良い視野を出しやすく，かつ器具間の干渉が比較的少ない．横切開は皮膚Langer線に沿っているので，術後傷が目立たなくなるかもしれない．縦切開は腫瘍が大きくて取り出せないときに皮膚切開を尾側に延長しやすい．どちらでも手術は可能である．電気メスで剣状突起に付着する腹直筋と白線を切開すると指が胸骨の裏に挿入できるようになる．胸骨裏面を盲目的に指で剥離する．指を尾側に反転させると先ほど剣状突起から切離した白線の切離端が触れる．この白線を1.5 cmくらい尾側に切開し，その裏側のスペース（解剖学的には腹直筋と横筋筋膜の間（**図2-11**））を単孔式手術用のポートであるGelPOINT® Miniが入るスペースの分だけ指で盲目的に作成する（**図2-12**）．このとき，腹膜が破れないように注意する．腹膜が破れても大きな問題は生じないが，手術操作時，CO_2が腹腔に入るため，腹部が膨隆し手術操作が少し難しくなる．付属している3つの10 mmの子ポートを装着したGelPOINT® Miniもしくはアルノート®ラップシングルを創に挿入する．

②CO_2を送気することがこの手術を容易にする．CO_2は両側の肺を圧排するだけでなく，心膜を背側に圧排し，視野を格段に改善する．単孔式手術用ポートの送気チューブを接続して8 mmHgの急速モードのモードの送気を行う．画面に煙が多くなって視野の妨げにならないように，排煙チューブを単孔式手術用ポートに接続して，適時排煙も行う．

③左手で剥離するものの近くを把持し，剥離する場所の面を作る．把持し直すことを面倒くさがらない．

④胸骨の裏面の剥離時は5 mm径，30°斜視のカメラスコープを「見上げ」にする．

⑤胸腺と剥離すべき組織（心膜など）との境界を，右手のリガシュアーメリーランドの開閉操作でまず剥離して，血管など重要臓器がないか確認してから切離することを習慣にする．剥離操作なしに「ここは大丈夫だろう」で切ってはいけない．

⑥無名静脈付近はリガシュアーの弯曲を下にして，先端の開閉操作で少しずつ表面から「掬い上げながら」剥離し，リガシュアーの先端が出たら片方のジョウで掬って持ち上げて凝固・切離する．この操作を繰り返して無名静脈を露出する（**図2-13**）．

⑦胸郭の形により，胸骨裏面にリガシュアーの先端が届かない場合がある．その場合はモノポーラを接続した先端の屈曲する鉗子やハサミを使用して胸腺を胸骨裏面から剥離する．

⑧リガシュアーの先端がカメラスコープと干渉して，思うところに行かないことがある．単孔式手術では，

▶ 動画2-1 GelPOINT® Mini 挿入法

本症例では皮膚は縦切開で行っている．剣状突起から電気メスで白線と腹直筋付着部を外し，指で盲目的に胸骨裏面を可能な限り剥離する．指を尾側に向けると白線の切離端が触れるのでそれを尾側に約1 cm切開．腹膜を破らないようにGelPOINT® Miniが入るスペースを剥離したのち，GelPOINT® Miniを創内に挿入する．カメラで創内を観察し，CO_2を8 mmHgで送気する．送気圧によって胸骨裏面の泡状の剥離すべき層が観察できる．

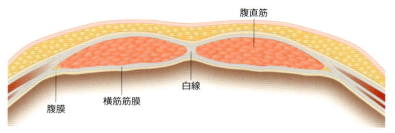

図2-11　ポートの挿入スペース
腹直筋と横筋筋膜の間にポートを挿入する．

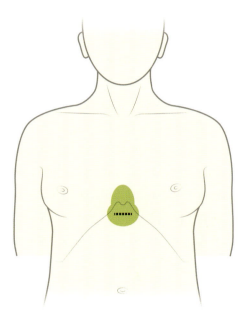

図2-12　剣状突起下の盲目的剥離範囲
剣状突起下の創から指で盲目的に胸骨裏面を剥離する．さらに白線を尾側に1cmくらい切離し，腹直筋と横筋筋膜（腹膜）の間を指で剥離し，ポートが入るスペースを確保する．

単孔式手術用ポート内でカメラスコープと鉗子がクロスする．術者の右手のリガシュアーの挿入経路がカメラスコープや左手の鉗子の上を経由するか下を経由するかで，右手のリガシュアーの先端の位置が大きく異なる．自分が思った方向にリガシュアーが進まないと感じたら，一旦リガシュアーをポート内まで引いて，経由する経路を変えると良い．

⑨カメラを術者の両手の鉗子の下から挿入すると干渉が少ない．

⑩スコピストはカメラスコープの斜視を利用して位置をずらしたり，ズームを使用してカメラを引くと，器具同士の干渉を軽減することができる．

⑪横隔神経付近の視野確保には，まずカメラスコープの先端を左右の胸腔内に入れてから，30°斜視を使用して横隔神経を見せると良い．

⑫普段筆者らは30°斜視，直径5mmの硬性鏡を使用しているが，長い硬性鏡を使用すると，術者の両手との干渉を防ぐことができる（図2-16）．10mm径でもできるが，少しでも干渉を減らすために筆者は5mm径のものを使用している．

⑬手術を安全に行うためには，5mmのスコープでも明るい画像が得られるものを使用しなくてはならない．

⑭左横隔膜上の脂肪組織および横隔神経の場所を確認しにくい場合は，10mm径であるが，エンドカメレオン（カールストルツ）の使用すると確認しやすくなる．軟性鏡も選択肢ではあるが，屈曲するところがカメラの先端から長いため実際にはあまりうまく見えない．

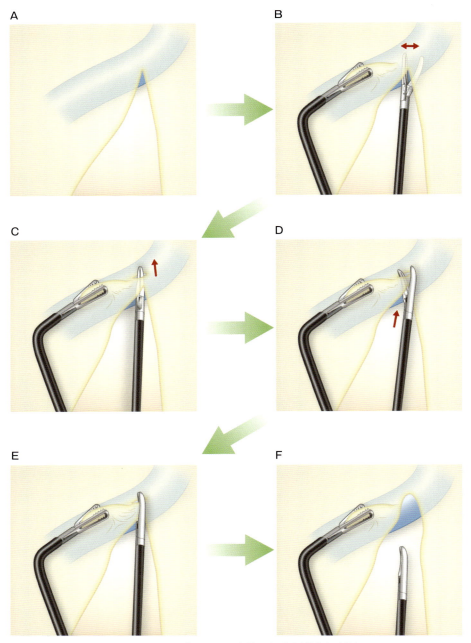

図 2-13　リガシュアーを使用した剥離と切離法

無名静脈近傍の剥離操作（**A**）．先端の屈曲した把持鉗子で剥離したい部位を把持し，リガシュアーの先端のカーブを下にして水平にし，剥離したい部位にリガシュアーの先端を当て（**B**），持ち上げながらすくって，リガシュアーの先端の開閉操作による剥離操作で先端を通した後（**C**），先端を 90°回して片側のジョウを通し（**D**），凝固切離する（**E**）．

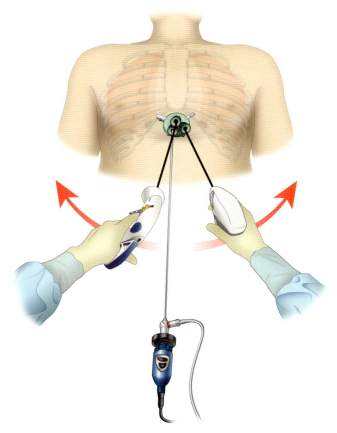

図 2-14　長いスコープを使用すると術者の両手との干渉を防ぐことができる

5 単孔式手術の出血対策

A 単孔式肺葉切除時（側臥位）の出血対策

　基本的には3ポート時と同様である．まずは肺かソラココットン大で圧迫する．圧迫止血できないのであれば単孔の傷（第6肋間）を緊急開胸する．圧迫して出血が一時的に止まれば，あわてず手術室の準備を整える．再出血に備え，輸血を十分量用意し，麻酔科医と外科医，看護師の十分な体制を整える．タコシール®（CSLベーリング株式会社）を準備する．以上を終えたら，タコシール®で止血できるかを判断する．できなさそうであれば開胸する．できそうであれば，圧迫を解除し速やかにタコシール®を損傷部に当て，ソラココットンで圧迫止血する（タコシール®接着止血法）．単孔で難しければポートを追加することをためらわない．安全な手術が第一である．

B 剣状突起下アプローチによる単孔式胸腺摘出術時の出血対策

　胸腺摘出術時に最も気を付けなくてはならない部位は無名静脈付近である．もし無名静脈から出血したときは，まずはソラココットン®で圧迫する（GelPOINT® miniのポートからソラココットン®大を挿入できるが，ポートの弁が壊れてしまうのでできれば小が良い）．もし圧迫止血できないのであれば，胸骨正中切開へ移行する．仰臥位での手術であるので，速やかに胸骨正中切開に移行できる．圧迫して出血がコントロールできたのであれば，タコシール®を使用して止血を行う．出血時は単孔式にこだわらず，左右どちらかの前胸部の第3～第5肋間に（出血した場所による．出血点にアプローチしやすい場所を選択する）12 mmのポートを追加で挿入し，操作性を良くして止血操作を行う．このときCO_2の圧を保つように弁の付いたポート（エンドパス®XCELなど）を使用する必要がある．追加のポート挿入時は必ず胸腔鏡で観察しながら挿入する．特に左側の前胸壁にポートを挿入する場合は，思ったより胸壁と心臓が近いので心損傷しないように注意が必要である．タコシール®はそのまま挿入するとポートの弁で壊れてしまう．小さなガーゼ（ラパロガーゼなど）で包んで挿入するとタコシール®

を壊さず挿入できる（図2-15）．

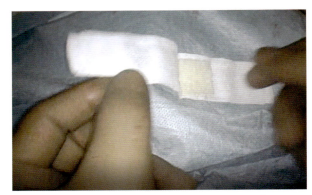

図2-15 弁付きポートからタコシール®
（CSLベーリング株式会社）を壊さず挿入する方法

弁がついたポートから挿入する場合，小さなガーゼ（ラパロガーゼなど）で包んで挿入するとタコシール®を壊さず挿入できる．

6 単孔式手術のトレーニング法

A 単孔式肺葉切除術のトレーニング法

　海外の単孔式肺葉切除を積極的に行っている施設は，修練者に最初から単孔式手術を行わせているようである．単孔式手術特有の操作としては，リガシュアーメリーランド（もしくは他のVessel sealing device）による剥離操作とガイスター鑷子の使い方に少し慣れが必要である．3ポート法でリガシュアーメリーランドでの剥離操作や先端が曲がったガイスター鑷子に慣れておくと良い．ファソテックのモデル（p.33）を使用して，シミュレーションを行ってから開始することを勧める．

B 剣状突起下アプローチによる単孔式胸腺摘出術のトレーニング法

　単孔式手術胸腺摘出術では特有の手術操作が必要になる．特に左手の屈曲した鉗子の操作に慣れが必要である．

　手順としては，まずトレーニングBoxを用意する（図2-16）．腹部外科領域では親ポートに挿入する子ポートの位置はミッキーマウス法など，各種報告されているが，筆者らは図2-17の位置で行っている．

1 胸腺右葉剥離

　胸腺の右葉は鉗子を左に屈曲させるか，曲がりの鉗

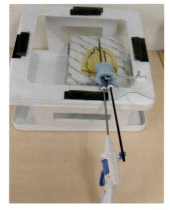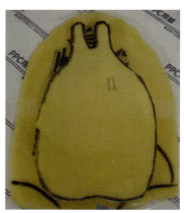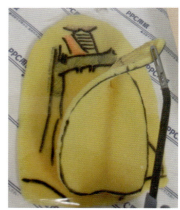

図2-16 単孔胸腺トレーニング器具（自作）

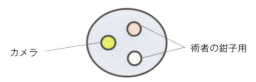

図2-17 子ポートの位置

子の先端を左側に向けて胸腺を把持し，胸腺を患者の左側に牽引する．図2-18ではリガシュアーの代わりにチェリーダイセクターを持っている．

2 胸腺左葉剥離（クロスハンド法）

胸腺左葉は左手の鉗子を右に屈曲させるか，曲がりの鉗子の先端を右側に向けて胸腺を把持し，胸腺を患者の右側に牽引する．手をクロスさせて，リガシュアーで剥離操作を行う（図2-19）．

3 胸腺左葉剥離（パラレル法）

左手の鉗子を左に強く屈曲させる．胸腺を患者の右側に牽引する．手をクロスさせることなく，右手のリガシュアーを操作できる．クロスハンドの方が操作性が良いため筆者はこの方法では行っていない（図2-20）．

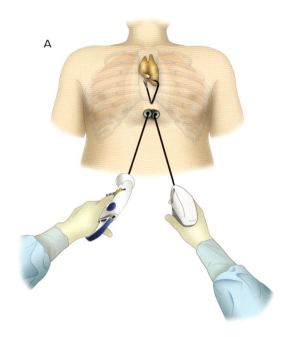
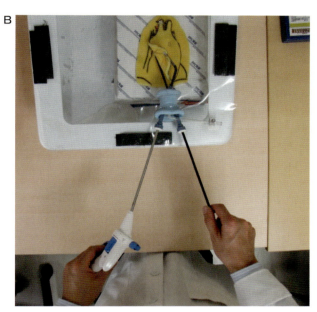

図2-18 胸腺右葉剥離

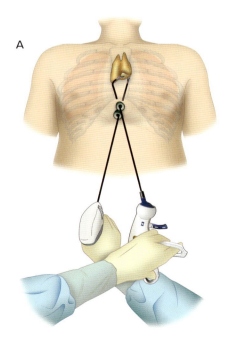
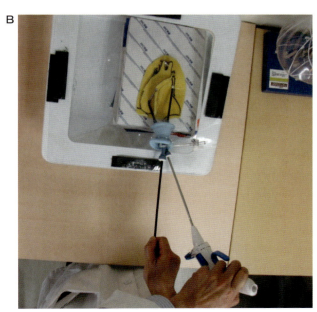

図2-19 胸腺左葉剥離クロスハンド

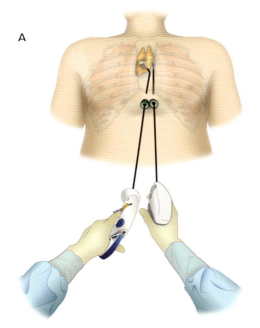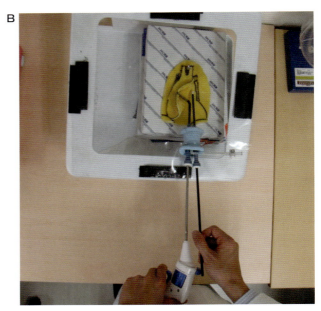

図 2-20　胸腺左葉剥離パラレル

文　献

1) Nesher N, Galili R, Sharony R, et al.：Videothorascopic sympathectomy (VATS) for palmar hyperhidriosis：summary of a clinical trial and surgical results. Harefuah 138：913-916, 2000.
2) Lardinois D, Ris HB：Minimally invasive video-endoscopic sympathectomy by use of a transaxillary single port approach. Eur J Cardiothorac Surg 21：67-70, 2002.
3) Rocco G, Martin-Ucar A, Passera E：Uniportal VATS wedge pulmonary resections. Ann Thorac Surg 77：726-728, 2004.
4) Rocco G, Martucci N, La Manna C, et al.：Ten-year experience on 644 patients undergoing single-port (uniportal) video-assisted thoracoscopic surgery. Ann Thorac Surg 96：434-438, 2013.
5) Gonzalez-Rivas D, de la Torre M, Fernandez R, et al.：Single-port video-assisted thoracoscopic left upper lobectomy. Interact Cardiovasc Thorac Surg 13：539-541, 2011.
6) Gonzalez-Rivas D, Fernandez R, Fieira E, et al.：Uniportal video-assisted thoracoscopic bronchial sleeve lobectomy: first report. J Thorac Cardiovasc Surg 145：1676-1677, 2013.
7) Gonzalez-Rivas D, Yang Y, Stupnik T, et al.：Uniportal video-assisted thoracoscopic bronchovascular, tracheal and carinal sleeve resections. Eur J Cardiothorac Surg 49：i6-16, 2016.
8) Gonzalez-Rivas D, Bonome C, Fieira E, et al.：Non-intubated video-assisted thoracoscopic lung resections: the future of thoracic surgery? Eur J Cardiothorac Surg 49：721-731, 2016.
9) Cooper JD, Al-Jilaihawa AN, Pearson FG, et al.：An improved technique to facilitate transcervical thymectomy for myasthenia gravis. Ann Thorac Surg 45：242-247, 1988.
10) Shiono H, Nishiki K, Ikeda M：Single-incision surgery with SILS port for anterior mediastinal lesions: initial experience. Surg Laparosc Endosc Percutan Tech 21：e225-227, 2011.
11) Suda T, Sugimura H, Tochii D, et al.：Single-port Thymectomy through an Infrasternal Approach. Ann Thorac Surg 93：334-336, 2012.
12) Suda T, Hachimaru A, Tochii D, et al.：Video-assisted thoracoscopic thymectomy versus subxiphoid single-port thymectomy: initial results. Eur J Cardiothorac Surg 49：i54-58, 2016.
13) Zhu LH, Wang W, Yang S, et al.：Transumbilical thoracic sympathectomy with an ultrathin flexible endoscope in a series of 38 patients. Surg Endosc 27：2149-2155, 2013.
14) Suda T, Ashikari S, Tochii S, et al.：Single-incision subxiphoid approach for bilateral metastasectomy. Ann Thorac Surg 97：718-719, 2014.
15) Liu CC, Wang BY, Shih CS, et al.：Subxiphoid single-incision thoracoscopic left upper lobectomy. J Thorac Cardiovasc Surg 148：3250-3251, 2014.
16) Hirai K, Takeuchi S, Usuda J：Single-incision thoracoscopic surgery and conventional video-assisted thoracoscopic surgery: a retrospective comparative study of perioperative clinical outcomes. Eur J Cardiothorac Surg 49：i37-41, 2016.
17) Wang L, Liu D, Lu J, et al.：The feasibility and advantage of uniportal video-assisted thoracoscopic surgery (VATS) in pulmonary lobectomy. BMC Cancer 17：75, 2017.
18) Perna V, Carvajal AF, Torrecilla JA, et al.：Uniportal video-assisted thoracoscopic lobectomy versus other video-assisted thoracoscopic lobectomy techniques: a randomized study. Eur J Cardiothorac Surg 50：411-415, 2016.
19) Gonzalez-Rivas D, Sihoe ADL：Important technical details during uniportal video-assisted thracoscopic major resections. Thorac Surg Clin 4：357-372, 2017.

3 ロボット支援手術

胸腔鏡手術の短所として，モニターを見て手術を行うため，2次元の視野での手術となること，専用の長い器具を用いて手術を行うため，ときに不自然な手術操作を強いられることがあげられる．そのため，VATSでは十分な手術精度が保たれないことを危惧し，肺癌に胸腔鏡手術を導入しない施設が現在でも多くある．気管支の手縫い閉鎖，気管支形成術，肺動脈形成術など難易度の高い縫合技術を要する手術はrigidな器具を使用する胸腔鏡手術では困難であり，これらの手術は患者にとって侵襲の大きな開胸手術で行われている．これら胸腔鏡手術の欠点を補うために開発されたのがロボット支援手術システムである．手術支援ロボットの1つである「da Vinci®サージカルシステム（Intuitive Surgical, Sunnyvale, CA）」（図3-1）は，多関節を持つロボットアームと鮮明な3次元画像を有した手術支援システムである．このロボットシステムは3次元の視野と胸腔内で手関節と同様に動く関節を持つ鉗子を有し，自然な方向での剝離，切離，縫合操作を可能にする．

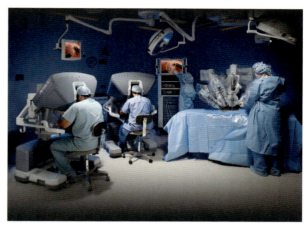

図3-1　da Vinci®サージカルシステム
(© Intuitive Surgical, Inc.)

Siシステムから2つのコンソール（Dualコンソール）が使用できるようになり，教育に使用することや，助手との共同操作が可能となった．

1 ロボット支援手術の歴史と現状

1950年代，ロボットアームは核物質の遠隔操作に使用された．1980年代に入るとコンピューターシステムと遠隔操作技術は飛躍的に発展した．1985年，Yik San Kwohらは医療支援ロボットとして，産業用ロボットのPuma 200を使用し，脳の生検を行った[1]．同じ頃，コンピュータ・モーション社は医療ロボットシステム「イソップ（AEsOP）」を開発した．イソップは内視鏡を音声によってコントロールし，外科医の手の疲労や震えを改善させるシステムであった．さらに1998年，イソップのロボットアームに改善を加えた遠隔手術ロボットシステム「ゼウス（Zeus）」が開発された．ゼウスによって，2001年，アメリカ・ニューヨークとフランス・ストラスブール間での遠隔操作による胆囊摘出術が実現した．この遠隔手術は1927年に大西洋の単独無着陸飛行に成功したチャールズ・リンドバーグになぞらえて「リンドバーグ手術」と呼ばれている[2]．現在最も使用されている手術支援ロボットはアメリカのIntuitive Surgical社が開発したda Vinci®サージカルシステムである．da Vinci®サージカルシステムの原型は，1980年代の後半にアメリカ陸軍と旧スタンフォード研究所において開発されたものである．当初は戦場での手術を遠隔で行うシステムの開発を目的とされた．民間での応用を推し進めるため，1995年にIntuitive社が設立され，1996年には最初のロボット支援下手術用サージョンコンソールを開発（図3-2），1991年にda Vinci®サージカルシステムが公表された．2000年には，da Vinci®サージカルシステムは一般的な腹腔鏡下手術を適応とする初のロボット支援下手術システムとしてアメリカ食品医薬品局Food and Drug Administration（FDA）により認可されている．その後は，胸腔鏡（胸部）手術，補助切開部からの心臓手術のほか，泌尿器科，婦人科，小児外科，経口アプローチによる耳鼻咽喉科の手術についてもFDAから認可を得た[3]．呼吸器外科領域に

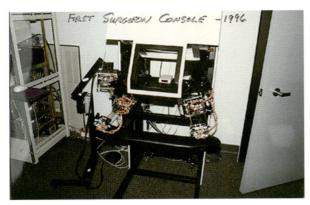

図 3-2 最初のロボット支援下手術用サージョンコンソール
(© Intuitive Surgical, Inc.)

おいては，2001年にYoshinoらによって初めてロボット支援下の胸腺腫瘍切除術が報告され[4]，2002年にイタリアのMelfiらによって最初のロボット支援肺癌手術が，2003年にAshtonらによってロボット支援胸腺摘出術が報告された[5,6]．その後多くのロボット支援呼吸器外科手術が報告され，近年その良好な長期成績も報告され始めている[7,8]．日本においては，2009年に筆者らによって国内初の肺癌ロボット支援手術が報告され[9]，2014年には日本の代表施設におけるロボット支援手術の初期成績が報告された[10]．2018年4月にはロボット支援による原発性肺癌に対する肺葉切除および縦隔腫瘍手術が保険適応となった．日本におけるロボット支援手術のさらなる発展が期待される．

人間の手で行うvideo-assisted thoracic surgery（VATS）と比較したロボット支援手術の成績に関しては，異なった結果が報告されている．ロボット支援手術はVATSと比較して患者にとってどのような利益があるかはいまだ明確ではない．ロボット支援手術がVATSよりも優れている可能性があるのは，ロボット支援手術の優れた操作性がもたらす安全性と合併症発生の軽減，深い場所での操作が必要なリンパ節郭清を容易にすることによる正確なリンパ節転移の診断，それによりもたらされる長期成績の改善である．また，VATSでの長い直線的な器具を使用した操作は，胸壁，特に肋骨下方にある肋間神経を圧迫し，術後の神経障害を引き起こすが，da Vinci®手術における胸腔内での鉗子の関節の存在は肋間神経の圧迫を回避し，神経損傷を減少させる可能性が期待されている．しかしながら，肺癌ロボット支援手術後の疼痛に関する十分なエビデンスはなく，差がないという報告もある[11]．VATSと比較して，ロボット支援手術は出血量が少なく，開胸への移行が少なく，在院日数が短く，術後の合併症や30日死亡率が低下し，鎮痛剤の使用が少ないなどの低侵襲性が示されている一方で[12〜18]，コストが高く，手術時間が長く，出血が増えるとの報告もある[17〜19]．コストの高いロボット支援手術がVATSよりも優れていることを示すためには，前向きの多施設randomized studyが必要である．ロボットシステムは日々改良されており，現在はステープラーもロボットアームに装着できるようになっている．最新の機種と器具を使用したロボット支援手術の安全性や疼痛評価，合併症発生率，リンパ節の正確な診断，長期成績のさらなる検討が必要である．

2 ロボット支援手術の利点と欠点

da Vinci®ロボット支援手術の利点は，双眼視での真の3D画像と多関節を有する鉗子の使用による手術手技の正確性と高い操作性にある．術者はあたかも胸腔内にいるように立体的な近接画面を見ることができ，胸腔内での多関節の存在により自然な方向での剥離操作が可能になる．これは，通常のVATSにおける直線的な器具での操作と比較して大きな利点である．特に胸腔内深部での正確で繊細な操作を要求されるリンパ節郭清の手技は，胸腔鏡手術と比較して明らかに容易である．また，da Vinci®のシステムはモーションスケール機能を有し，実際の術者の手の動きよりも鉗子の先端の動きを少なくするように調整することで繊細な操作が可能になる．さらに手の生理的振戦も補正する．欠点は触覚がないことである．腫瘍の触診はできず，糸の閉まり具合もわからないため，視覚で判断するしかない．さらにシステムにおいて改善すべき点がいくつかある．da Vinci®のカメラは10倍〜40倍ズームとなっており，等倍がない．全体的に視野が近く感じられるうえ，胸腔内全体を遠景で見ることができない．器具が見えないところで臓器を損傷する場合があるので注意が必要である．拡大視されていることで，縦隔の呼吸性変動がより大きく見えるために，手術操作にやりにくさを感じることもある．これらに対しては，CO_2を送気することで胸腔を広くし，縦隔の動きを少なくすることがある程度有効である．現在のシステムでは，術者の左右の手，カメラ，術野展開のための肺を牽引する鉗子の，最低4ヵ所のポート挿入が必要である．単孔式手術が広まりつつある現在，ロボット支援手術においてもポート数を減らす必要があるかもしれない．単孔式手術用のロボットシステムの販売が待たれる（**表3-1**）．

表3-1 胸腔鏡手術とロボット支援手術の比較

	胸腔鏡手術	ロボット手術
視野	2次元	3次元
鉗子の挿入角度	制限有り	自然な方向で挿入が可能
生理的振戦	少ない	除去される
カメラズーム	等倍～	10～40倍
ポートの数（肺葉切除）	1～4	4～6
ポートの数（胸腺摘出術）	1～3	3～6

3 ロボット支援手術で使用する器具

ロボット支援手術特有の手術器具について説明する．呼吸器外科用に開発された鉗子は少ない．

A ロボット本体

da Vinci®サージカルシステムは，サージョンコンソール，ペイシェントカート，ビジョンカートで構成される．2018年9月の時点ではda Vinci®サージカルシステムにはstandard, S, Si, X, Xiシステムがあるが，現在販売されているのはSi, XとXiシステムである（図3-3）．本項ではSiシステムとXiシステムについて解説する．SiシステムとXiシステムの対比表を示す（表3-2）．近い将来，単孔式用のSPシステムも販売される予定である．

1 サージョンコンソール

基本操作はSiシステムもXiシステムも同じである．術者は左右の親指と中指（人差し指でも良いが，中指であれば人差し指でクラッチを操作できる）をマスターコントローラに挿入して鉗子の操作を行う（図3-4）．術者の手を曲げたり回転させたりすると鉗子の先も術者の手首と同じように動く（図3-5）．サージョンコンソールのステレオビューワーを覗くと双眼鏡システムによる3次元画像が得られる（図3-6）．ただし，最初から10倍ズームとなっているため，通常の胸腔鏡より術野が近くに見える．Siシステムから2台のコンソールで共同操作ができるデュアルコンソールシステムが可能になった．教育のために使用することもできるし，助手がもう1つのコンソールに座って，カメラやリトラクションアームを術者と共同で操作することも可能である．

2 スケーリング

術者の動きと鉗子の先端の動きのスケールを調節できる（図3-7）．1.5：1，2：1，3：1から選択する．呼吸器外科では3：1で良い．指を3cm動かすと先

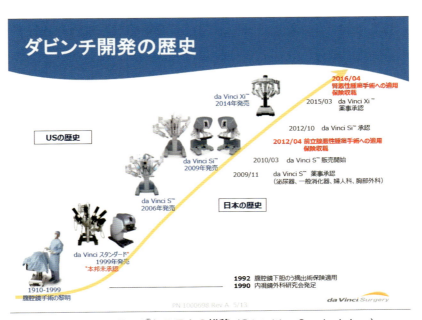

図3-3 da Vinci®システムの推移（© Intuitive Surgical, Inc.）
現時点での最新型はXiシステムである．

表3-2 SiとXiシステムの対比 (© Intuitive Surgical, Inc.)

	da Vinci® Si™	da Vinci® Xi™
可動域（ROM）	・外部ヨー：336° ・外部ピッチ：149° ・挿入軸：29.2 cm	・外部ヨー：504° ・外部ピッチ：177°* ・挿入軸：34.3 cm
使用可能なインストゥルメント	・8 mm 径	・8 mm 径
インストゥルメントの到達距離		・約4.45 cm の延長
視野／エンドスコープ	・8.5 mm および 12 mm ・視野角：約60° ・3D 較正：要 ・ホワイトバランスの調節：要 ・ドレーピング：要 ・フォーカスの調節：要	・8 mm ・視野角：約80° ・3D 較正：不要 ・ホワイトバランスの調節：不要 ・ドレーピング：不要 ・フォーカスの調節：不要
エンドスコープに実施可能な滅菌装置	・検証済み滅菌装置 Steris V-PRO 1, Steris V-PRO 1 Plus, Steris V-PRO max, Sterrad 50, 100S, 200, Sterrad 100NX-Express Cycle	・検証済み滅菌装置 Sterrad 100S, 100NX Express Cycle, Steris V-PRO 1, Steris V-PRO 1 Plus, Steris V-PRO max
システムの重量	・サージョンコンソール：約264 kg ・ペイシェントカート：約544 kg ・ビジョンカート：202 kg	・サージョンコンソール：約264 kg ・ペイシェントカート：約821 kg ・ビジョンカート：258.5 kg
ペイシェントカートの寸法	・高さ：175 cm ・幅：91 cm ・奥行：127 cm	・高さ：174 cm（最低）〜247 cm（最高） ・幅：98 cm ・奥行：149 cm
オーバーヘッドブームの回転	・なし	・あり
エンドスコープ装着可能アーム	・1本	・4本
アーム筒の幅	・7.4 cm	・4.3 cm
アームマウント角度の調節機能	・なし	・あり
ERBE 電気手術用ジェネレータ	ERBE VIO® 300D ・EndoWrist®ベッセルシーラーインストゥルメントのみ	ERBE VIO® dV ・EndoWrist®モノポーラインストゥルメント ・EndoWrist®バイポーラインストゥルメントおよび腹腔鏡用インストゥルメント

＊：システムアームのピッチROM は±75°，ペイシェントクリアランス機能使用時は27°追加
Xi システムになり，より操作性が良くなり，呼吸器外科領域でもステープラーが使用できるようになった．

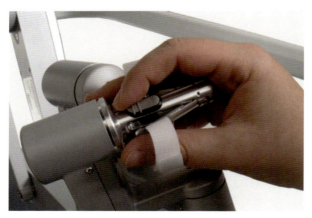

図3-4 マスターコントロール (© Intuitive Surgical, Inc.)

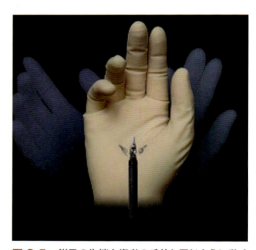

図3-5 鉗子の先端も術者の手首と同じように動く
(© Intuitive Surgical, Inc.)

端の鉗子は1 cm 動く設定となる．

3 スコープアングル

0°と30°斜視がある．Si システムでは助手が30°斜視の上下を変えなくてはならないが，Xi システムでは術者がコンソールで変更することが可能である．斜視を上下変更すると術野から鉗子が見えなくなるので注意が必要である．

4 フットスイッチパネル

S システムからSi システムになったときにより直感的に操作できるように配置が変更され，踏み間違い

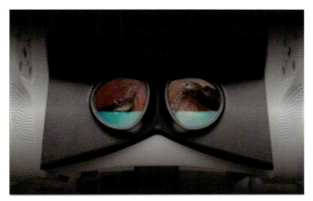

図 3-6　ステレオビューワー（© Intuitive Surgical, Inc.）

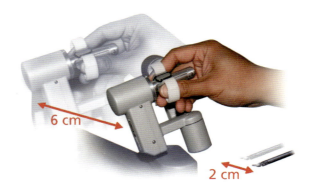

図 3-7　スケーリング（© Intuitive Surgical, Inc.）

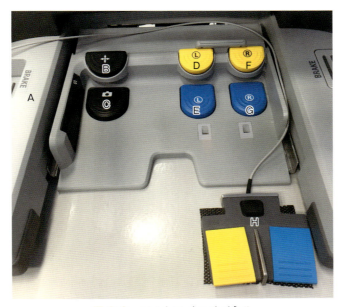

図 3-8　フットスイッチパネル
A：スワップペダル，B：クラッチペダル，C：カメラペダル，D～G：電気メスフットスイッチ．黄色がカット，青が凝固．左側が左手の鉗子用，右側が右手の鉗子用．H 右手のバイポーラのための外付けのフットペダルが追加されている．

が起こりにくくなっている（図 3-8）．

1）クラッチペダル

フットスイッチのクラッチペダル以外にマスターコントローラの指の間にもクラッチを操作できるボタンがある．マスターコントローラを作業スペース外に移動したい場合，クラッチを作動させると鉗子が動かなくなり，その間にマスターコントロールを術者が操作しやすい適切な場所に移動させることができる．

2）スワップペダル

動かすことができるアームを変更するためのペダル．

3）カメラペダル

カメラペダルを踏むと，鉗子ではなく，カメラスコープを動かすことができるようになる．マスターコントローラを操作することでカメラの移動やカメラの回転が可能になる．カメラペダルを踏みながらマスターコントローラを使用してピントの調整を行う．

4）電気メスフットスイッチ

左側のフットスイッチが左手のアーム用，右側のフットスイッチが右手のアーム用になっている．青のフットスイッチが凝固，黄色のフットスイッチがカットである．ベッセルシーラーを使用した場合は，青のフットスイッチで通電，黄色のフットスイッチ 1 回でセーフティー解除，2 回目で切離である．ステープラーを使用した場合は，青のフットスイッチでステープラーの閉鎖，黄色のフットスイッチでステープリングである．左右の鉗子ともバイポーラを装着したいときには外付けのバイポーラのジェネレーターとフットペダルが必要である．

5　ペイシェントカート

ロボット操作を行う構成装置である．Si システムでは 1 本のカメラアームと 3 本のインストゥルメント

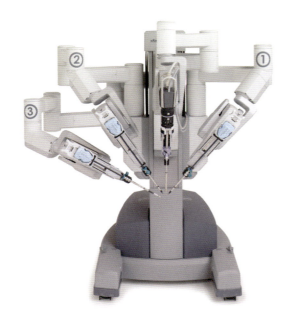

図3-9　ペイシェントカート：Si（© Intuitive Surgical, Inc.）

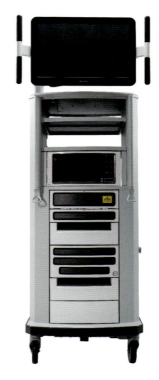

図3-11　ビジョンカート：Xi（© Intuitive Surgical, Inc.）

科医のために頭側にスペースを空けられるようになり，安全性が向上したといえる．

6　ビジョンカート

タッチスクリーンモニター，エンドスコープコントロール，ビデオプロセッサ，CORE（システムと補助装置の中央接続ポイント）およびERBE VIO® dV（Xiシステムのみ）からなる．エンドスコープはSiが12 mm，Xiは8 mmである．XiからVAIO®のジェネレーター（ERBE VIO® dV）が標準装備された（図3-11）．Xiでは，ICGの蛍光に対応したFirefly®システムも搭載されている．区域切除時の区域間同定にICGを使用している施設では有用だろう．

B　鉗子（da Vinci® EndoWrist®）

da Vinci®サージカルシステムの多くの鉗子は10回のみ使用できる使い捨ての鉗子である．クリップアプライヤーは100発，ステープラーは50発使用できる．経済面からも鉗子の選択は重要である．

1　術者の左手用の鉗子

1）フェネストレイテッドバイポーラ

フェネストレイテッドバイポーラ（バイポーラ）（図3-12）はバイポーラで止血も可能で，肺も把持でき，血管などのテーピングにも使用できる．欠点は

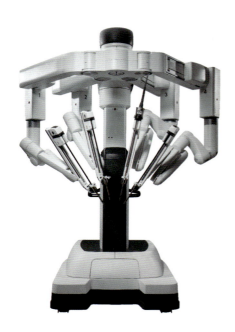

図3-10　ペイシェントカート：Xi（© Intuitive Surgical, Inc.）

アームがある（図3-9）．Xiシステムは4本のアームがあるが，インストゥルメントとカメラの区別がなくどのアームにも装着できる（ポートホップ機能）ようになった（図3-10）．ただし，カメラと鉗子の場所を変えた場合は，ガイドツールチェンジ機能（鉗子の交換時，鉗子の先端の位置を記憶する機能）が失われるので注意が必要である．Siではアーム全体を回すことはできないが，Xiはアームが天吊りになっているためアーム全体を回すことができる．これによりペイシェントカートをどこからでもドッキングできる．頭側からドッキングする必要がなくなったため，麻酔

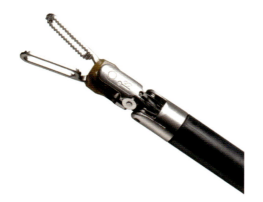

図3-12 フェネストレイテッドバイポーラ
(© Intuitive Surgical, Inc.)

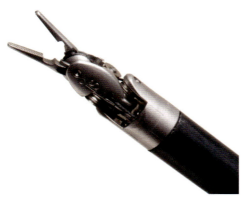

図3-13 ディベーキーフォーセプス
(© Intuitive Surgical, Inc.)

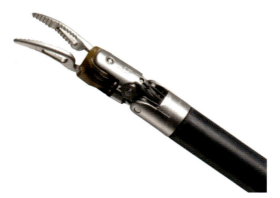

図3-14 メリーランドバイポーラ
(© Intuitive Surgical, Inc.)

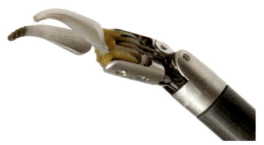

図3-15 カーブドバイポーラダイセクタ
(© Intuitive Surgical, Inc.)

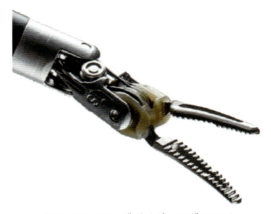

図3-16 ロングバイポーラグラスパ
(©Intuitive surgical, Inc)

血管鞘を把持しにくいことである．血管鞘を把持するコツは，鉗子の先端を血管鞘に向かって垂直にアプローチすることである．止血する時は，システムに付属しているバイポーラソフト凝固を接続して，鉗子の先端を開いた状態で止血する．モノポーラではないので先端を閉じていては止血できない．リンパ節郭清の時は，リンパ節自体ではなく，周囲の組織を把持してリンパ節を壊さないようにすることが好ましいが，この鉗子の先端の形状からそれが難しい場合がある．その場合はディベーキーフォーセプスを使用する．

2) ディベーキーフォーセプス

ディベーキーフォーセプスは，血管鞘を把持するのに最適である（図3-13）．ただし，肺を把持すると肺が裂けてしまう．

2 術者の右手の鉗子

1) メリーランドバイポーラ（バイポーラ）およびカーブドバイポーラダイセクタ（バイポーラ）およびロングバイポーラグラスパ

メリーランドバイポーラ（バイポーラ）（図3-14）およびカーブドバイポーラダイセクタ（バイポーラ）およびロングバイポーラグラスパ（図3-15，16）は，剥離，凝固，切離，テーピングのすべてを行うことが可能である．テーピングに使用する場合は，先端が鋭すぎるのが気になるかもしれない．バイポーラでの組織の切離には慣れが必要である．バイポーラで組織を切離する方法は2つあるように思う．先端で組織をつまんでから通電し，引きちぎるような操作を繰り返す方法と通電で焼き切る方法である．前者を筆者は使用していない．通電で焼き切る方法では，ジェネレーターは必ず外付けのValleylab™FXか，VIO®300DもしくはVIO®3を使用する．組織を切離するコツは，必ず左手で組織にテンションをかけた状態で，右手の鉗子の先端を少し開いた状態で通電しながら組織にアプローチし，通電したまま右手の鉗子の先端を閉じるこ

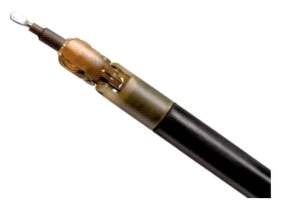

図3-17　モノポーラスパチュラ（モノポーラ）
（© Intuitive Surgical, Inc.）

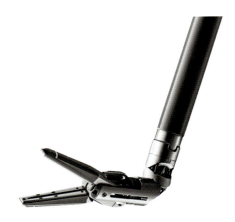

図3-19　ベッセルシーラー（© Intuitive Surgical, Inc.）

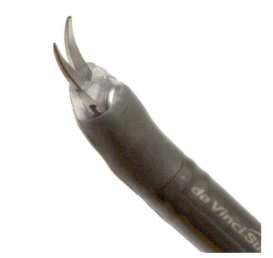

図3-18　モノポーラカーブドシザーズ（モノポーラ）
（© Intuitive Surgical, Inc.）

とである（**動画3-1**）．筆者は，この方法をSouth Miami Hospital（South Miami, FL）のMark R. Dylewski先生から習ったが，現時点のシステムでは最も使いやすい方法だと思っている．SiシステムCでは両手にバイポーラを装着できないようになっていたが，Xiシステムでは両手でバイポーラの操作を行うことが可能になった．Siシステムでこの方法を使用するのであれば，両手とも外付けのジェネレーターを使用する必要がある．

▶ **動画3-1**　バイポーラで組織を焼き切る方法

先端を開いた状態で通電しアプローチする．ジェネレーターはValleylab™FXかERBE社VIO®300DもしくはVIO®3を使用する．

2）モノポーラスパチュラ（モノポーラ）

開胸手術で電気メスを多用する外科医は，開胸手術のように立体的に視野を把握することが可能なda Vinci®手術においてこのスパチュラの使用を好むかもしれない（**図3-17**）．欠点は挟むことができないの

で，血管などのテーピングのたびに鉗子の交換が必要なこと，出血点をつまんで行う止血操作ができないことである．その場合，左手がバイポーラ鉗子（フェネストレイテッドバイポーラなど）であれば左手のバイポーラで止血する．

3）モノポーラカーブドシザーズ（モノポーラ）

ハサミで剥離していきたい外科医は多いと思う．もちろんこのモノポーラカーブドシザーズ（**図3-18**）で剥離していくことは可能であるが，繊細な開閉ができないため，ハサミの先端の開閉による剥離操作は困難である．改善が望まれる．

4）ベッセルシーラー

da Vinci®サージカルシステム用のVessel sealing device（**図3-19**）である．先端が自由に曲がるVessel sealing deviceは今までになく，有用である．他のVessel sealing deviceと比較して先端が大きすぎること，先端の形状が剥離操作に向かないことが欠点である．後述するステープラーにもいえることであるが，ベッセルシーラーによるシーリングが作動するときに鉗子が強制的に動かなくなる．安全性を考えての機能と思われるが，もし患者が動いてしまったときのことを考えるとかえって危険である．

5）ラージニードルドライバーおよびラージスーチャーカットニードルドライバー

縫合時に針を把持するときに使用する．スーチャーカットニードルドライバーは糸を切ることも出来る．

6）リトラクションアーム用の鉗子

筆者は主にカディエールで肺を直接把持して牽引して術野展開を行っている．

7）da Vinci®ステープラー

胸腔鏡手術において，最もリスクのある操作は血管のステープリングである．胸腔鏡手術では，ステープラーの挿入方向に制限があるため，ある程度自然ではない方向でのステープラーの挿入は仕方がない．胸腔

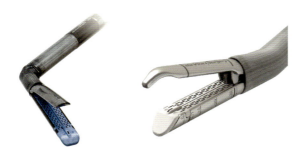

図 3-20　da Vinci®ステープラー（© Intuitive Surgical, Inc.）

> ▶ **動画 3-2　da Vinci®ステープラー使用時の注意点**
>
> ステープラーを曲げた状態でローテーションすると，思わぬ方向に先端が動いてしまうので注意が必要である．動画では，画面左側が通常の鉗子，右側がステープラーとなっている．関節が曲がった状態で先端を動かさないようにローテーションすると，ステープラーの先端は術者が意図しない方向に動いてしまう．関節がまっすぐの状態であれば問題なく先端がぶれることなく360°ローテーションできる．ステープラーの関節が曲がった状態でローテーションしてはいけない．

内で自由に角度を調整できるステープラーがあれば，自然な方向でのステープラー挿入が可能になり，より安全な手術が可能になる．関節のあるda Vinci®ステープラー（図3-20）はそれをある程度可能にする．da Vinci®ステープラー使用の現時点での問題点は，血管用でもステープラーの先端の幅が12 mmと太いことと，上下に各々27°，合計54°，左右に各々54°，合計108°の可動域があるが，ステープラーの関節は1ヵ所のみであるため，他の鉗子のように自由に先端が動くわけではないことである．他の鉗子と同じ感覚で，関節を曲げた状態でローテーションしようとすると，ローテーションできないばかりか，意図しない方向に先端が動いてしまう（動画3-2）．ステープラーのアンビルを血管の裏に通した後，アンビルの先端が血管を越えて十分通っているか確認する必要があるが，その場合はカメラワークで確認する．決してステープラーのアンビルを血管の裏に通した後にステープラーのローテーションをしてはいけない．意図しない方向に先端が動いて血管を損傷してしまうかもしれない．da Vinci®サージカルシステムの問題点の一つにカメラスコープが最低でも10倍ズームになっていることがある．これにより遠景ができず，ステープラー全体が見にくいことも欠点である．これからの改善に期待する．

da Vinci®ステープラーを使用する際，注意する点がもう1つある．先端から関節までが短いメリーランドやフェネストレーテッドなどの通常の鉗子を，血管の裏にうまく通せたからといって，同じポートから，先端から関節までが長いステープラーが入るわけではない．ステープラーの挿入ポートはステープラーの血管の挿入予定位置から充分距離のあるポートを選択しなくてはならない．da Vinci®ステープラーの先端から関節までの距離は，他のステープラーと大きな差はないので，いつも行っているVATS時にステープラーを通しているポートに近い場所のポートから挿入すると良い．もし切離する部位がポートから近く，ステープラーを挿入しにくければ，結紮など別の方法を検討する．助手が通常のステープラーを使用しても良い．

C　ポート

da Vinci®用のポートには，8 mmのものと12 mmのものがある．CO_2の送気を行う場合は専用のカニューラシールをポートに装着する．通常の鉗子は8 mmのポートから挿入できるが，da Vinci®ステープラー（使用できるのはXiシステムのみ）は12 mmのポートからしか挿入できない．肺葉切除でda Vinci®ステープラーを使用する場合は，術前にどのポートからステープラーを挿入するかある程度決めておき，ステープラー挿入予定の創には12 mmのポートを挿入しておく．ただしCO_2の送気を使用する場合，12 mmのポートから通常の鉗子を挿入するとCO_2が漏れてしまうので，その場合はリデューサーを使用する．

D　エネルギープラットフォーム

メリーランドおよびカーブドバイポーラダイセクタはバイポーラが装着でき，剥離，凝固，切離，テーピングのすべてを行うことが可能である．しかしながら，バイポーラで"焼き切る"にはジェネレーターの選択とその設定が重要である．最近のバイポーラのエネルギープラットフォームは過剰な電圧が流れないように制限がかかり，組織を焼き切ることができなくなっているものがある．

1　Valley Lab

Force FX™-CS（FX）は古いタイプであるが，よく切れる．筆者はマクロモード出力70で行っている．FXの後継機種であるForceTriad™は，電圧を制御するためバイポーラでの切離はできない．リガシュアーは接続できないが，Fx™-CSの後続機種であるFX-8はマクロモード出力70であればよく切れる．最新機種であるFT10は，出力95にすれば切離できないことはないが，思ったようには切離できない．da

COLUMN

ソフト凝固

ソフト凝固は，電圧を自動制御することにより比較的低温で凝固を行うモードである．通常の凝固では組織表面を炭化させて止血するのに対し，ソフト凝固ではジュール熱による低温での血管壁のタンパク変性・癒合により止血される．火花放電がないため切開はできない．比較的深部まで熱が及ぶことに注意が必要である．呼吸器外科領域においては，胸壁やリンパ節からの止血，肺嚢胞の焼灼などに使用されている．肺動脈からの出血の止血にも有効であるとの報告もある．小さな気漏くらいであればソフト凝固で肺表面を焼いて止めることができる．遅発性の気管支損傷の報告もあるので気管支周囲で使用するのは注意したほうが良いようである．

Vinci®手術において Valleylab 社のバイポーラで「焼き切る」操作をするのであれば，FX の使用を勧める（図 3-21）．

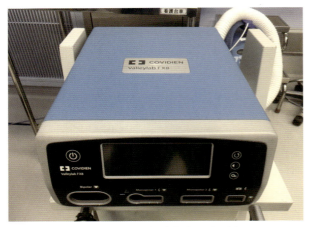

図 3-21　FX-8（Valley Lab）

2 ERBE

最新機種である VIO®3（図 3-22）は，350kHz の高周波出力電流を毎秒 25,000,000 回検知することにより，電極から組織に対するスパークを正確に制御することが可能となり，再現性の高い切開・凝固が可能となっている．特にバイポーラモードは，「auto CUT bipolar」と「soft COAG bipolar」をそれぞれ出力することができる．「auto CUT bipolar」は切開モードとして設計されており，一般放電凝固モードと比較するとシャープで繊細な切開ができ，適時「soft COAG bipolar」にて止血に特化した凝固操作を行う事ができる．VIO®3 を使用する場合は，術者の右手のメリーランドバイポーラに接続し，外付けの Cut（黄）と Coag（青）のフットペダルを使用する．Cut とソフト凝固を適時使い分けられるのは利点である．「auto CUT bipolar」が極めて良く切れること，右手にソフト凝固も使用できるので左手で凝固を行うためのフェネストレイテッドバイポーラを使用する必要性が少なくなり，血管鞘を持ちやすいディベーキーフォーセプスが使用できることなど利点は多い．筆者の設定は，auto CUT bipolar 出力 5.5，soft COAG bipolar 出力 6.0 としている（VIO®300D の場合は，auto CUT 出力 3〜4，soft COAG 出力 4，最大ワット 60）．Xi システムには最初からソフト凝固も可能な VAIO® のプラットフォーム（ERBE VIO® dV エナジーシステム）が取り付けられているが，現在のところ，このシステムではバイポーラはソフト凝固のみであるため，前述のバイポーラで焼き切る手技はできない．よって Xi システム搭載のシステムは，左手のフェネストレイテッドバイポーラに接続している．筆者の普段の Xi システム搭載のシステムの設定は，BIPOLAR: Soft Coag Auto stop ON Effect 6，CUT: Dry Cut EFFECT 5，COAG: Forced Coag（凝固中心のモード）EFFECT 4 もしくは Swift Coag（Forced Coag よりもカットしやすいモード）EFFECT 5 である．

E その他の器具

1 俵ガーゼ

体形によっては助手による吸引が挿入しにくい場合がある．俵ガーゼは，胸腔内に挿入し，血液を吸収したり，術野展開時に臓器を圧排したりして使用する（図 3-23）．

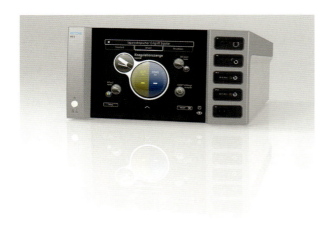

図 3-22　VIO®3（ERBE 社）

2 長い吸引管と長い肺鉗子

助手が吸引や肺鉗子で術野展開を行うために，12 mm のポートから挿入できる長い吸引管や肺鉗子が有効な場合がある．

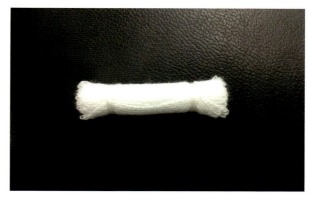

図 3-23　俵ガーゼ

ロボット手術専用滅菌俵ガーゼ（長谷川綿行）．5 cm と 3 cm がある．

4 ロボット支援手術を始める前の準備

ロボット支援手術には，ロボット特有の機械の知識，操作や技術が必要である．ロボット支援手術を始める前の準備について述べる．

A　認定の取得まで

ロボット支援手術は，3D の視野が得られること，胸腔内で関節のある鉗子を操作できることから開胸手術と同じような感覚で手術ができそうであるが，あくまでロボット支援手術は胸腔鏡手術の 1 種であり，胸腔鏡手術特有の手術操作の技術は必要である．

da Vinci®ロボット支援手術を行うためには，その施設に日本呼吸器外科学会および Intuitive 社が定める認定コース（以下，認定コース）を受講したコンソール外科医 1 名と助手 1 名，看護師，もしくは検査技師 1 名が必要である．この認定コースには，インターネットを使用したロボット支援手術の知識を学ぶオンライントレーニング，導入施設での da Vinci®を使用したオンサイトトレーニング，cadaver（海外）もしくは豚を使用したオフサイトトレーニング，および 1 施設の臨床見学が含まれている．また，第 1 例の手術日が決定した後，各施設の手術室で外科医，麻酔科医師，看護師，検査技師および Intuitive 社が認定したトレーニングインストラクターが立ち会って da Vinci®手術のシミュレーションを行う．緊急開胸が必要な事態に備えるため，ロボットを 1 分以内に離脱できるよう緊急離脱の練習も行う．同じ施設に経験者がいない場合は同手術の見学あるいは指導者招聘手術を合わせて 3 例以上（1 例以上は招聘手術）経験していなくてはならない（図 3-24）．

わが国においては日本呼吸器外科学会が定めた呼吸器外科領域における da Vinci®支援手術を行うに当た

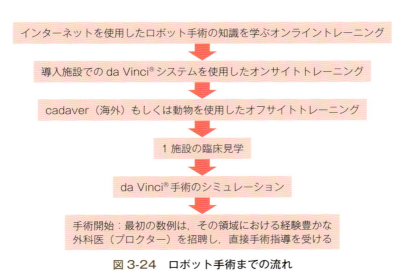

図 3-24　ロボット手術までの流れ

新しくロボット手術を始める施設は，施設内に呼吸器外科学会（もしくは日本内視鏡外科学会）および Intuitive 社が定める認定コースを受講した外科医 1 名と助手 1 名，看護師，もしくは検査技師 1 名が必要である．

ってのガイドラインがあるため，それを遵守する．施設によっては，その施設独自の術者基準を設けるところもある．

B 事前に決めておくこと

da Vinci®手術は新しい手技であるため多くのバリエーションがある．以下のどの方法を選択するか術前に決めておく．

1 リトラクションアーム使用の有無

リトラクションアームは術野展開用のアームである．リトラクションアームを使用した場合の利点は，術者自ら肺を牽引し，術野展開を行うことができることである．牽引時は，カディエールなどの鉗子で直接肺を把持して行う．基本的にリトラクションアームの鉗子の先は視野外となることが多いが，視野外となった場合は決して鉗子を動かしてはならない．筆者はリトラクションアームを見えないところで動かしてしまったために肋間静脈を損傷し，やむなく開胸移行した苦い経験がある．この事例にはロボット手術特有の問題点があった．術者は触覚がないためアームの先が強く胸壁に当たっても気がつかなかったこと，および10倍ズームの視野なので視野が狭く出血点を見つけられなかったことである．リトラクションアームを動かす時には，必ずカメラで観察しながら動かさなくてはならない．リトラクションアームを使用しない場合，ポートの位置が肺門から遠いため，助手は長い道具（長い肺鉗子やソラココットン）で肺を牽引しなくてはならない．基本的にはリトラクションアームを使用した方が手術は行いやすくなると思われる．

2 CO_2 の送気の有無

CO_2を送気することにより縦隔が対側に圧排されるため胸腔が広くなること，縦隔が押されて縦隔の呼吸性変動が少なくなることおよび患側肺が無気肺になりやすいことが利点である．特に胸腔が広くなることは重要である．前述のように，da Vinci®サージカルシステムの欠点の一つとして，最初からカメラが10倍ズームになっていることがあげられる．狭い胸腔ではカメラが10倍ズームになっていると遠景が見えない．少しでも胸腔は広い方が良い．欠点は閉鎖腔である胸腔で吸引を使用すると肺が膨らんでしまうこと，圧が高すぎると血圧に影響すること，塞栓症のリスクがあることである．CO_2送気システムの1つであるSurgQuest AirSeal® system（コンメッド・ジャパン）は，送気中でも吸引が使用できるので有用であるが，現時点では腹部手術用の器具である．

しかしながら，出血時に吸引が必要なことを考えると，CO_2の送気を使用するのであれば，吸引してもCO_2送気圧の変わらないシステムの使用は安全な手術のために必須である．

3 把持鉗子および剥離鉗子の選択

鉗子の項を参照されたい．左手の鉗子は，フェネストレーテッド（バイポーラ）を使用する施設が多いようである．血管鞘を把持しにくい場合はディベーキーフォーセプスを使用する．右手の鉗子は，スパチュラ，メリーランド，シザーズなどから好みのものを選択する．

4 da Vinci® ステープラー使用の有無

前述のように，使用上の注意点さえ守れば有用なものである．呼吸器外科領域ではX，Xiシステムでしか使用できない．

5 ポートの位置の選択

ロボット支援手術は新しい手技であるため，ポートの位置に決まったものはない．ポート間はSiシステムで最低6 cm，8〜10 cm（推奨8 cm以上），Xiシステムで最低4 cm，6〜10 cm（推奨8 cm以上）空けなくてはならない．

1）ロボット支援下肺葉切除のポート位置

文献およびCerfolio先生のマニュアルのポート挿入位置を表に示す（表3-3）[19〜21]．最近では，助手側モニター反転法と同じ患者の右側から左側に向かう視野軸で行う施設もある．

以下に筆者の方法を紹介する．

①第9肋間に助手用ポートを挿入する場合

第8肋間前腋窩線に12 mm，第8肋間肩甲骨より背側にリトラクションアーム用の8 mmのda Vinci®ポートを挿入する．続いてその間を均等に4つに分けてポートを挿入する．助手のポートを含めて均等の間隔に分けるのは助手の鉗子とロボットの鉗子やカメラと少しでも干渉を減らすためである．前方から順に，第9肋間に助手用の12 mmポート（エアシール用ポートでもよい）もしくは4 cmの切開創としてアルノート®ラップシングル（アルフレッサ株式会社）単孔式用ポートを，第8肋間にカメラスコープ用の8 mmのda Vinci®ポートと12 mm da Vinci®ポートを挿入する（図3-25）．アルノート®ラップシングル単孔式ポートは他社よりもプラットフォームの高さが高いため，エアシールのポートをアルノート®ラップシングル単孔式ポートに挿しても肋間を経由しなくて済むた

表 3-3 肺癌ロボット手術のポートの位置

	1st ポート	2nd ポート	3rd ポート	4th ポート	5th ポート	CO₂ 送気
Dylewski (2011)	6 or 7 ICS 12mm	6 or 7 ICS 8mm	6 or 7 ICS 8mm	6 or 7 ICS 5mm	肋骨弓下 (Utility)	＋
Cerfolio	8 ICS 8mm（12mm）	10 ICS 12 or 15 mm (Assistant)	8 ICS 12mm (Camera)	8 or 9 ICS 12mm	8 ICS 8mm	＋
Veronesi (2015)	4 or 5 ICS Utility	7 or 8 ICS Camera	7 or 8 ICS	7 or 8 ICS		－
筆 者（1）	8 ICS 8mm	9 ICS 12mm or 30mm (Assistant)	8 ICS 8mm (Camera)	8 ICS 12mm	8 ICS 8mm	＋
〃（2）	8 ICS 8mm	8 ICS 12mm or 8mm	8 ICS 8mm (Camera)	8 ICS 12mm	5 ICS 12mm or 30mm Assistant	＋

ICS：intercostal space

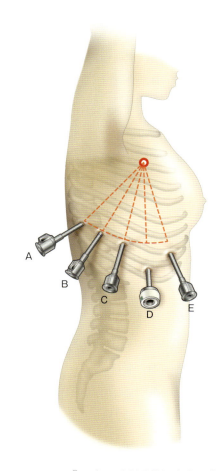

図 3-25　da Vinci®ロボット支援肺葉切除時のポート位置：
第 9 肋間に助手用ポートを挿入する場合
ステープラーを使用する場合

第 8 肋間前腋窩線（E），第 8 肋間肩甲骨より背側（A）に da Vinci®ポートを挿入し，その間をターゲッティングポイントに向かって等間隔に残りの 3 つのポート（B〜D）を挿入する．一番背側にある A のポートは主にリトラクションアームとして使用する．B と E のポートを 12mm にし，ステープラー挿入用ポートにする．助手用のポートは助手とアームが少しでも干渉しないように第 9 肋間に挿入する．S，Si システム使用時など，da Vinci®ステープラーを使用しない場合は，E のポートを第 6 肋間前腋窩線上に挿入し，D の助手用ポートのスペースを広くする．D にはアルノート®ラップシングルなど単孔式用ポートを挿入しても良い．背側に助手用ポートをもう 1 つ追加しても良い．

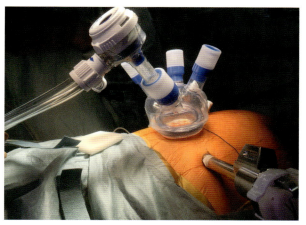

図 3-26　アルノート®ラップシングル単孔式ポート

4 cm の創にアルノート®ラップシングルが挿入され，子ポートにエアシールのポートが挿入されている．この方法では，硬いエアシールのポートが肋間を経由しなくて済むため，助手は器具を 4 cm の創に 2 本挿入できる

め，助手による器具の操作性が良くなり，器具も 2 本挿入できる（図 3-26）．

前方のポートを第 6 肋間ではなく第 8 肋間としたのは，第 6 肋間からステープラーを挿入すると肺門が近く，ステープラーが挿入しにくいからである．ロボットの鉗子には関節があるため，より下位から挿入されても術者の操作性には影響しない．ただし，これ以上下位（第 9 肋間以下）の肋間にロボットのポートを挿入すると，ロボットのアームが，過度に倒れて体幹に沿うようになってしまい，助手が，アームが邪魔でポートに近づけなくなるため吸引などのアシストがしにくくなる可能性がある．da Vinci®ステープラーを使用する場合は，ステープラーは 12 mm のポートからしか挿入できない．12 mm のポートから通常の鉗子を挿入する場合はレデューサーを使用して CO₂ が漏れないようにする必要がある．

②第 5 肋間に助手用ポートを挿入する場合

第 8 肋間前腋窩線に 12 mm，第 8 肋間肩甲骨より

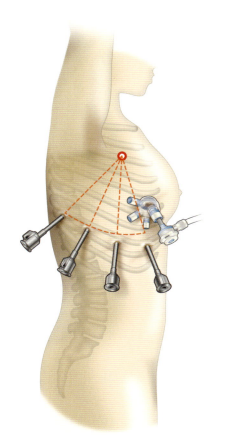

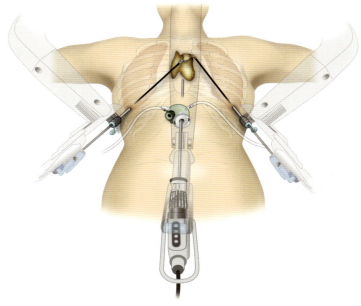

図3-28 剣状突起下アプローチによるロボット支援胸腺腫摘出術

図3-27 第5肋間に助手用ポートを挿入する場合

第8肋間前腋窩線に12 mm，第8肋間肩甲骨より背側にリトラクションアーム用の8 mmのda Vinci®ポートを挿入する．その間を均等に3つに分けて前方にカメラ用の8 mm da Vinci®ポート，背側に術者の左手用の8〜12 mmのda Vinci®ポートを挿入する．第5肋間前腋窩線で第8肋間前腋窩線のポート挿入位置と，ターゲットポイントをつないだラインより前方に12 mmのエアシールポートもしくは3 cm切開し，アルノート®ラップシングル単孔式ポートを挿入する．ペイシェントカートは，助手の邪魔にならないように患者の背側からドッキングする．

表3-4 胸腺ロボット手術のポートの位置

	アプローチ	1st port	2nd port	3rd port	4th port	CO_2送気
Ashton (2003)	右側胸部アプローチ	3rd ICS	5th ICS	7th ICS		−
Ruckert (2008)	右側胸部アプローチ	3rd ICS	4th ICS	5th ICS		−
Melfi (2012)	左側胸部アプローチ	3rd ICS	5th ICS	5th ICS		+
筆者	剣状突起下アプローチ	剣状突起下	6th ICS	6th ICS	(6th ICS)	+

背側にリトラクションアーム用の8 mmのda Vinci®ポートを挿入する．続いてその間を均等に3つに分けてda Vinci®ポートを2つ挿入する．第5肋間前腋窩線（より前方の方が干渉が少ない）に12 mmのエアシールポートもしくは3 cm切開し，アルノート®ラップシングル単孔式ポートを使用する（図3-27）．この方法では，助手用ポートが肺門から近いため，通常の長さの器具が使用でき，助手の操作性が良くなる．また第5肋間に切開創があることは，緊急開胸時にも有利である．ただしこの方法はda Vinci®ステープラーを使用することを前提にしている．ステープラーを助手が操作するS，Siシステムの場合はこの方法を用いた（図3-25）．この方法の問題は一番前方のロボットアームと助手の器具が体外で干渉してしまうこと

60

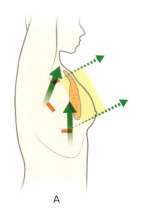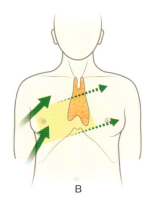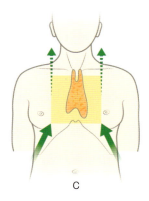

図 3-29　側胸部アプローチ（A および B）と剣状突起下アプローチ（C）のアームの位置

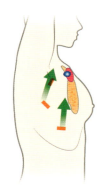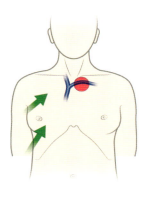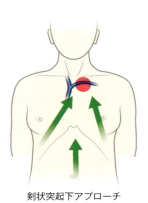

側胸部アプローチ　　　　　　　　　　　　　　　剣状突起下アプローチ

図 3-30　無名静脈に接する腫瘍があった場合

である．長い鉗子や吸引管の使用（25〜35 cm くらいの長さの鉗子の使用が良い）を避けることが重要である．

2）ロボット支援下胸腺摘出術のポート位置

文献上の主な方法を**表 3-4**に示す[6,22,23]．胸腺摘出術のポートの位置については，ほとんどの施設が側胸部アプローチである．しかしながら，ロボットを使用しても，対側の横隔神経の場所の確認は困難であり，特に対側横隔神経尾側の位置確認は不可能である．またロボットの性能を適切に発揮するためにはターゲットである胸腺は，左右のアームの間にあるべきであるが，側胸部からのアプローチでは頸部の胸腺は左右のアームの間にない．2015 年，筆者らは剣状突起下アプローチによるロボット支援胸腺胸腺腫摘出術を報告した[24]（**図 3-28**）．このアプローチは，両側前胸部の第 6 肋間から左右のロボットアームが挿入されるため，ターゲットである胸腺全体が左右のアームの間にあり，ロボットのパフォーマンスを最大限に発揮できる[25]（**図 3-29**）．また，このアプローチでは，体の正中である剣状突起下の創からカメラを挿入されるため，胸骨正中切開と同様な手術視野が得られ，頸部および両側の横隔神経の場所の確認が容易である．胸腺癌の時のリンパ節郭清においても片側アプローチでは困難な両側のリンパ節の切除も可能である．また，側胸部肋間アプローチによる内視鏡手術では，無名静脈に接する前縦隔腫瘍の場合，腫瘍の手前の左腕頭静脈のテーピングは可能であるが，腫瘍を越えた左腕頭静脈のテーピングはできない．よって側胸部肋間アプローチで行う胸腔鏡手術は，前縦隔腫瘍が左腕頭静脈に接する症例では安全な手術ができないので適応とならない．対して，剣状突起下アプローチは，腫瘍が左腕頭静脈に接していても，腫瘍が接する左腕頭静脈の中枢および末梢側の観察が可能になり，両側のテーピングが可能である（**図 3-30**）．

5　麻酔，患者体位および外科医，看護師の配置

肺切除時の Si と Xi システムの外科医，看護師の配置を示す．Si システムでは，頭側からドッキングを行う（図 3-31）．da Vinci® Si システム使用時のドッキングの方向は，皮膚マーキングの時点で右側であ

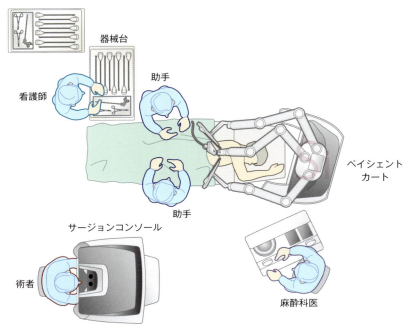

図 3-31　ロボット肺切除手術における患者体位および外科医，看護師の配置（Si システム）

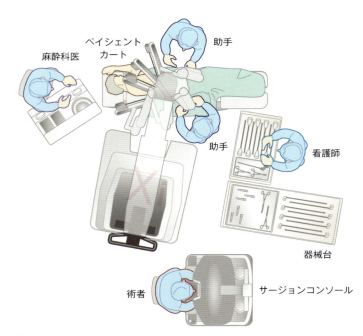

図 3-32　ロボット肺切除手術における患者体位および外科医，看護師の配置（Xi システム）

れば奇静脈，左であれば＃5リンパ節上と思われる位置にターゲッティングのための皮膚マーキングを行う（大体で良い）．カメラ用のポート挿入位置とターゲッティングのための皮膚マーキングした位置のラインに合わせて患者の頭側からペイシェントカートをドッキングする．

　XiシステムはSiやXシステムと異なり，da Vinci®サージカルカートを頭側からドッキングする必要はない．第5肋間に助手用ポートを挿入した場合は，ペイシェントカートが助手の邪魔にならないように，背側からドッキングする．麻酔科医は，Xi シス テムでは側方からドッキングできるので，通常のVATSや開胸手術と同様に，患者の頭に容易にアプローチでき，気管内挿管チューブの位置の確認や片肺換気の操作を行うことができる（図 3-32）．剣状突起下アプローチによる胸腺摘出術（各論参照）においても，Siシステムでは，頭側からドッキングを行い（図 3-33），Xiシステムでは左側方からドッキングを行っているが，右側からドッキングしても問題はない（図 3-34）．助手は手術前にロボットがドッキングした後に見るモニターの位置をシミュレーションで確認しておくと良い．

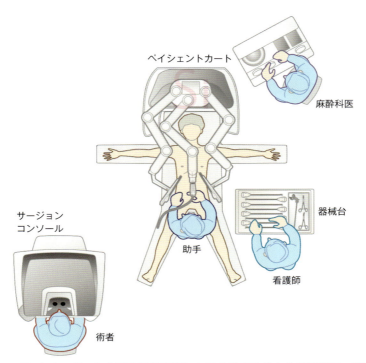

図 3-33　剣状突起下アプローチによるロボット支援胸腺摘出術における患者体位および外科医，看護師の配置（Si システム）

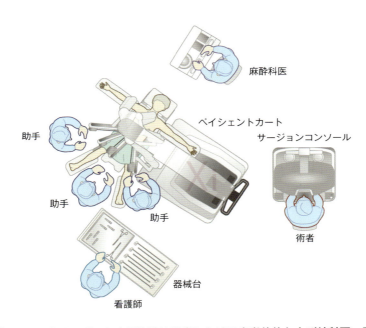

図 3-34　剣状突起下アプローチによるロボット支援胸腺摘出術における患者体位および外科医，看護師の配置（Xi システム）

6 ロボット支援手術時の出血対策

　ペイシェントカートをすばやく離脱できるよう手術チームで定期的に訓練を行うと良い．緊急時に臨床工学技士がすぐに駆けつけることはできないため，手術室の外回りの看護師がペイシェントカートをロールアウトできなくてはならない．外回りの看護師は事前に緊急ロールアウトの練習しておくことが必要である．

毎回手術が終わったら，臨床工学技士を呼ぶのではなく，緊急ロールアウトの練習として，術野の助手と外回りの看護師が協力してペイシェントカートをロールアウトさせると，緊急時のシミュレーションになって良いかもしれない．

1 出血時の手順（図3-35）

- 出血したらコンソールの術者と患者サイドの助手が協力してロボット支援下に肺や俵ガーゼ，ソラココットンによる圧迫止血を行う．
- 圧迫止血できたのであれば，ロボット支援下にタコシール®接着止血法ができるか判断する．できると判断したのであれば助手と協力しながらタコシール®接着止血法を行う．
- タコシール®接着止血法ができそうになければ，助手が，助手用のポートからソラココットンなどを使用してロボットの鉗子による圧迫と交代し，その後アームを一つずつ外して，da Vinci®アームでの圧迫と助手による圧迫を交代する．ロボットの緊急離脱（ロールアウト）を行い，開胸を行う．
- 出血がコントロールできないのであれば，緊急開胸を行う．

2 緊急開胸手順

ペイシェントカートをロールアウトせずに開胸を行う方法と，ペイシェントカートを緊急離脱（ロールアウト）してから開胸する場合が考えられる．ペイシェントカートをロールアウトせずに行う方法では，da Vinci®のカメラを挿入したまま体の一番患者の体の前方のポートを外してアームを跳ね上げる（前方アーム跳ね上げ法）．患者の前方にスペースができるので助手が第4ないし5肋間で開胸する（図3-36）．開胸されて用手的に圧迫できたら，順番にロボットの鉗子とポートを外して，ペイシェントカートを緊急離脱する．ロボットを装着したまま至急開胸したいときに有効と思われる．ただし，この方法では患者の前方からしか開胸できないので，助手が援助しにくいことが欠点である．緊急離脱（ロールアウト）を先行させる（ロールアウト先行法）場合は，まずロボットアームによる圧迫を第1助手によるソラココットンの圧迫と交代する．その後に，ペイシェントカートの緊急離脱を行う．ロールアウト先行法であれば術者と助手が協力して開胸止血を行うことができるが，ロールアウトできるまで開胸操作ができない．前方アーム跳ね上げ法では視野を変えずにすぐ緊急開胸を行うことができ，開胸までの時間がより短いが，開胸操作を一人で行わなくてはならないこと，開胸して止血が困難であってもロールアウトできるまで一人で対処しなくてはならない．どちらを行うかは，その時の状況によって使い分ける．

もし電源コード（黒いコード）が切れてしまったり，手術室の電源が落ちてしまったりしたときにペイシェントカートを離脱したい場合は，Siシステムではペイシェントカートの台についているスイッチをニュートラルに（図3-37），Xiではペイシェントカートの台の前方にある窓を開けると赤いレバーがあるのでそれを右に倒すことにより（図3-38）マニュアルでペイシェントカートを移動できるようになる．

- 緊急離脱（ロールアウト）の当院の手順
（図3-39）（動画3-3）

▶ **動画 3-3　da Vinci®緊急ロールアウト（離脱）**

このビデオでは40秒以上かかっている．定期的に外科医，麻酔科医，看護師，臨床工学技士の手術チームで集まって緊急離脱のシミュレーションをしておくとよい．

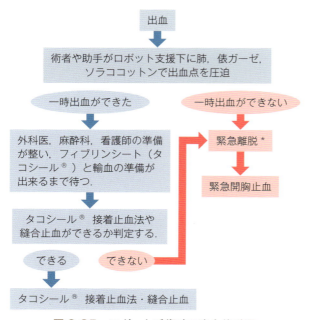

図3-35 ロボット手術時の出血後手順

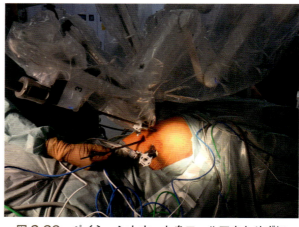

図3-36 ペイシェントカートをロールアウトせずに緊急開胸を行う方法

右肺葉切除時の一番前方のポートを外して，一番前方のアームを跳ね上げた状態．前胸部にスペースができる．この状態でまずは緊急開胸してda Vinci®カメラが挿入された状態で用手的な圧迫止血を行うのも1つの手段と思われる．この写真では術前に緊急開胸用のマーキングが第4肋間に点線で書かれている．

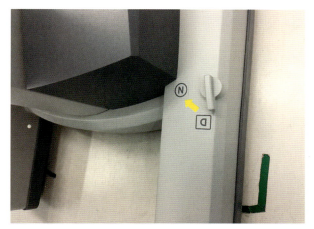

図 3-37 Si システムでペイシェントカートを
マニュアルで移動させる方法

ペイシェントカートの台についているスイッチをニュートラルにする．

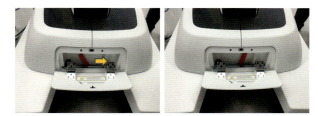

図 3-38 Xi システムでペイシェントカートをマニュアルで移動させる方法

ペイシェントカートの台の前方にある窓を開けると赤いレバーがあるのでそれを右に倒す．

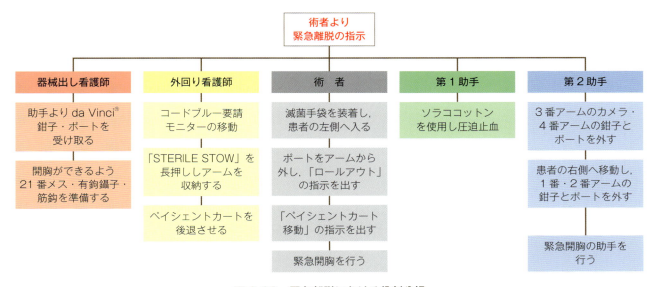

図 3-39 緊急離脱における役割分担

　緊急時には患者の体からポートと鉗子が付いた状態でアームを抜いてしまいたくなるが，鉗子もポートもアームから外さないとペイシェントカートは動かないように設定されている．慌てないで，まず鉗子とカメラを外し，次にすべてのアームからポートを外す．後は，胸腔鏡手術時の出血対策と同じ手順である．当院の緊急離脱の方法を記す．

1) 術者は緊急開胸を宣言し，同時に清潔手袋をする．事前に術者のサイズの清潔手袋をコンソールの近くに置いておくと良い．
2) 看護師は緊急ボタンを押し，コードブルーの要請を行う．
3) 患者の右側にいる第1助手は助手用ポートからソラココットンでの圧迫や肺を折りたたむことによる止血に集中する．
4) 左側にいる第2助手は，すべてのアームのカメラと鉗子を外し，次にポートをアームから外す．胸腔内の観察のため，アームから外されたカメラをポートに再度挿入する．
5) ポートから外したアームを術野で動かす必要はない．外したアームを動かして上げすぎてしまうとエラーが出てロールアウトができなくなる．
6) アームからすべてのポートが外れたら，術者は外回りの看護師に「ロールアウト」を指示する．
7) 外回りの看護師は，コントロールパネルの「STERILE STOW」を長押しする（写真87）．長押しするとアームが収納され上がるので，術者は，患者に当たらない程度までアームが上がったことを確認して「ペイシェントカート移動」の指示を外回りの看護師に出す．
8) 外回りの看護師は，「STERILE STOW」の長押しを解除し，ハンドルレバーを握ってペイシェント

カートを後退させる（図3-40）．
9）術者は緊急開胸を行う．

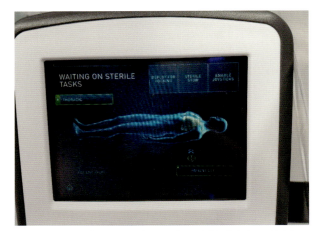

図3-40　ペイシェントカートの表示（Xiシステム）

この画像は，ポートがアームからすべて外れると表示される．右上の「STERILE STOW」を長押しすると，アームが収納され，アームが上昇する．患者からアームが当たらない程度まで上がったのを確認してから長押しを解除して，ハンドルレバーを握ってペイシェントカートを後退させる．

7 ロボット支援手術のトレーニング法

Sシステムの時には，Intuitive社とMimic社が共同で開発したda Vinci®トレーナー（dV-Trainer®）という専用のトレーニングシステムがあったが，SiとXiシステムでは実機にスキルシミュレーター（図3-41）を装着して実機でトレーニングを行う．このトレーニングシステムはカメラワークや鉗子の操作，クラッチワーク，トラブルシューティング，運針などのトレーニングを画面を見ながらシミュレーションできるものである（図3-42）．各項目が終了するたびに点数化された評価が行われる．術者基準にこのスキルシミュレーターによるトレーニング時間を加えている施設もある．

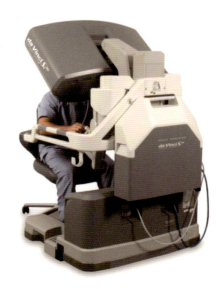

図3-41　da Vinci® Skills Simulator™
（© Intuitive Surgical, Inc.）

スキルシミュレーターは，実際のda Vinci®のサージョンコンソールを使用して行うトレーニングシステムである．

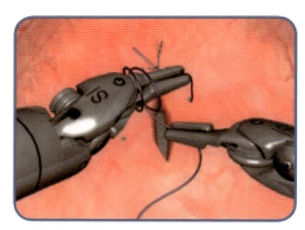

図3-42　画面を見ながらシミュレーションできる
（© Intuitive Surgical, Inc.）

糸結び，縫合，カメラとクラッチ操作，リトラクションアームの使用，電気メスの使用と操作などを練習できる．

文　献

1) Kwoh YS, Hou J, Jonckheere EA, et al.：A robot with improved absolute positioning accuracy for CT guided stereotactic brain surgery. IEEE Trans Biomed Eng 35：153-160, 1988.
2) Marescaux J, Leroy J, Rubino F, et al.：Transcontinental robot-assisted remote telesurgery：feasibility and potential applications. Ann Surg 235：487-492, 2002.
3) Intuitive 社ホームページ：da Vinci について．〈https://www.intuitivesurgical.com/jp/aboutdavinci.php〉（2018 年 4 月アクセス）
4) Yoshino I, Hashizume M, Shimada M, et al.：Thoracoscopic thymomectomy with the da Vinci computer-enhanced surgical system. J Thorac Cardiovasc Surg 122：783-785, 2001.
5) Melfi FM, Menconi GF, Mariani AM, et al.：Early experience with robotic technology for thoracoscopic surgery. Eur J Cardiothorac Surg 21：864-868, 2002.
6) Ashton RC Jr, McGinnis KM, Connery CP, et al.：Totally endoscopic robotic thymectomy for myasthenia gravis. Ann Thorac Surg 75：569-571, 2003.
7) Park BJ, Melfi F, Mussi A, et al.：Robotic lobectomy for non-small cell lung cancer（NSCLC）：long-term oncologic results. J Thorac Cardiovasc Surg 143：383-389, 2012.
8) Yang HX, Woo KM, Sima CS, et al.：Long-term Survival Based on the Surgical Approach to Lobectomy For Clinical Stage I Nonsmall Cell Lung Cancer：Comparison of Robotic, Video-assisted Thoracic Surgery, and Thoracotomy Lobectomy. Ann Surg 265：431-437, 2017.
9) 須田　隆，杉村裕志，他：肺癌に対するロボット支援手術の経験　―ダビンチロボット支援肺癌手術本邦第 1 例―．日呼外会誌 24（4）：727-732,2010.
10) Nakamura H, Suda T, Ikeda N, et al.：Initial results of robot-assisted thoracoscopic surgery in Japan. Gen Thorac Cardiovasc Surg 62：720-725, 2014.
11) Kwon ST, Zhao L, Reddy RM, et al.：Evaluation of acute and chronic pain outcomes after robotic, video-assisted thoracoscopic surgery, or open anatomic pulmonary resection. J Thorac Cardiovasc Surg 154（2）：652-659, 2017.
12) Jang HJ, Lee HS, Park SY, et al.：Comparison of the early robot-assisted lobectomy experience to video-assisted thoracic surgery lobectomy for lung cancer：a single-institution case series matching study. Innovations（Phila）6：305-310, 2011.
13) Louie BE, Farivar AS, Aye RW, et al.：Early experience with robotic lung resection results in similar operative outcomes and mobidity when compared with matched video-assisted thoracoscopic surgery cases. Ann Thorac Surg 93：1598-1604, 2012.
14) Farivar AS, Cerfolio RJ, Vallières E, et al.：Comparing robotic lung resection with thoracotomy and video-assisted thoracoscopic surgery cases entered into the Society of Thoracic Surgeons database. Innovations（Phila）9：10-15, 2014.
15) Cerfolio RJ, Bess KM, Wei B, et al.：Incidence, Results, and Our Current Intraoperative Technique to Control Major Vascular Injuries During Minimally Invasive Robotic Thoracic Surgery. Ann Thorac Surg 102：394-399, 2016.
16) Swanson SJ, Miller DL, McKenna RJ Jr, et al.：Comparing robot-assisted thoracic surgical lobectomy with conventional video-assisted thoracic surgical lobectomy and wedge resection：results from a multihospital database（Premier）. J Thorac Cardiovasc Surg 147：929-937, 2014.
17) Paul S, Jalbert J, Isaacs AJ, et al.：Comparative effectiveness of robotic-assisted vs thoracoscopic lobectomy. Chest 146：1505-1512, 2014.
18) Louie BE, Wilson JL, Kim S, et al.：Comparison of Video-Assisted Thoracoscopic Surgery and Robotic Approaches for Clinical Stage I and Stage II Non-Small Cell Lung Cancer Using The Society of Thoracic Surgeons Database. Ann Thorac Surg 102：917-924, 2016.
19) Dylewski MR, Ohaeto AC, Pereira JF：Pulmonary resection using a total endoscopic robotic video-assisted approach. Semin Thorac Cardiovasc Surg 23：36-42, 2011.
20) Cerfolio RJ, Bryant AS, Skylizard L, et al.：Initial consecutive experience of completely portal robotic pulmonary resection with 4 arms. J Thorac Cardiovasc Surg 142：740-746, 2011.
21) Veronesi G：Robotic lobectomy and segmentectomy for lung cancer：results and operating technique. J Thorac Dis 7：S112-130, 2015.
22) Rückert JC, Ismail M, Swierzy M, et al.：Thoracoscopic thymectomy with the da Vinci robotic system for myasthenia gravis. Ann N Y Acad Sci 1132：329-335, 2008.
23) Melfi F, Fanucchi O, Davini F, et al.：Ten-year experience of mediastinal robotic surgery in a single referral centre. Eur J Cardiothorac Surg 41：847-851, 2012.
24) Suda T, Tochii D, Tochii S, et al.：Trans-subxiphoid robotic thymectomy. Interact CardioVasc Thorac Surg 20：669-671, 2015.
25) Suda T：Subxiphoid Robotic Extended Thymectomy with a Pericardial Patch Closure. CTSNet, 2016.〈http://www.ctsnet.org/article/subxiphoid-robotic-extended-thymectomy-pericardial-patch-closure〉（2018 年 4 月アクセス）

各論

第1章　胸腔鏡下肺切除術 …………… 70

第2章　胸腔鏡下縦隔腫瘍手術 …… 111

1 胸腔鏡下肺切除術

1 胸腔鏡下肺楔状切除術

胸腔鏡下肺楔状切除術は気胸，転移性肺腫瘍，肺生検術や縮小手術時の原発性肺癌の手術時などに使用される手技である．胸腔鏡手術では触診が難しいためにマージンが不十分になることもある．悪性腫瘍の手術では十分マージンを確認して手術を行うことが重要である．

A 胸腔鏡下3ポート肺楔状切除術（図1-1）

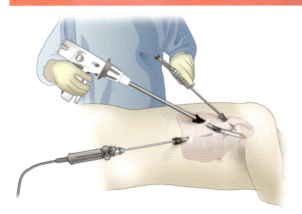

図1-1 胸腔鏡下3ポート肺楔状切除術

3ポートの肺楔状切除術は多くの修練者が最初に行う胸腔鏡手術である．肺を余分に切除しすぎないように注意する．

1 患者選択

気胸，転移性肺腫瘍，肺生検術など，肺楔状切除を行う症例に適応する．

2 準備器具

5mmポート2つ（術者左手とカメラ用），12mmソフトポート（術者右手用），5mmカメラスコープ30°斜視，肺鉗子，肺リング鉗子，ガイスター攝子10°曲がり，他（p.126 手術準備マニュアル参照）．

3 麻酔，患者体位および外科医，看護師の配置

全身麻酔下に分離肺換気とする．患者体位は側臥位とする．術者は患者の右側，助手（スコピスト）は患者の左側に立つ．看護師は患者の右側で術者の尾側に立つ（図1-2）．

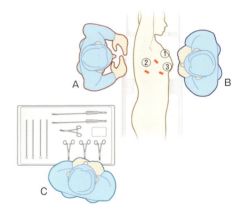

図1-2 術者，助手およびスコピストの立ち位置とポートの位置

3ポート法では，左右どちら側の手術でも第4肋間中腋窩線，第6肋間前腋窩線および第7肋間中〜後腋窩線上の3ヵ所に挿入する．術者（A）はいつも患者の右側に立ち，助手（B）は患者の左側に立ち，カメラを操作する．看護師（C）は右側の尾側に立つ．

4 手術手技（図1-3）

1) モニター反転法で行う．
2) 3ポート法ではポートは右側の手術でも左側の手術でも第4肋間中腋窩線上，第6肋間（右側の手術は前腋窩線，左側の手術は中〜後腋窩線）および第7肋間（右側の手術は中〜後腋窩線，左側の手術は前腋窩線）の3ヵ所に挿入する．
3) 今後の説明では常にポート①は第4肋間中腋窩線上のポート，ポート②は術者側（患者の右側）のポート，ポート③は助手側（患者の左側）のポートとする．

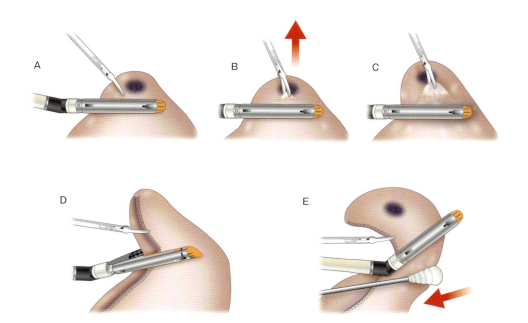

図 1-3　ステープラーの挿入と切離

A：切離する予定の場所の少し手前を把持し，ステープラーで挟み込み，「甘噛み」して切除する範囲を確認する．
B：マージンが不十分な場合は，追加切除したい部位を鑷子で把持して，ステープラーを緩め，鑷子でマージンが十分とれるだけの肺を引き出した後，完全に噛みこんでステープリングを行う．
C：2回目のステープリングは，鑷子で1回目のステープラーの切離した先端の股の1〜2 cm 手前の部位を持つ．これにより，ステープラーが切離したステープラーの股に入りやすくなる．
D, E：ステープラーを使用した肺楔状切除では，どうしても肺を余分に切除してしまうことが多い．ステープラーを通したら切離肺の末梢側をソラココットンなどで手前に肺を引き寄せて，余分に肺を切除しないようにする．

4）基本的にカメラは③から挿入する．主に①が術者の左手用で，②が術者の右手用である．①の第4肋間の皮膚切開の大きさは触診が不要な気胸などの手術では5 mm，触診が必要な場合は指が入る大きさである約 1.5 cm 切開する．

5）切除する部位を確認したら，その手前を鑷子（もしくは肺鉗子）で把持し，ステープラーを挿入する．

6）挿入するときにステープラーで肺を挟んで圧縮しながら挿入すると良い．ステープラーを「甘噛み」し，ステープラーの挟んだ肺の両側を確認し，マージンや切除する範囲を確認する．マージンが不十分であり，より多く切除したい場合は，追加切除したい部位を鑷子で把持して，ステープラーを緩め，鑷子で肺を引き出した後，ステープラーを完全に噛みこんでステープリングする．

7）1回目の切離後は鑷子でステープラーの切離した先端の股の 1〜2 cm 手前の部位を持つ．これにより次のステープラーが切離したステープラーの股に入りやすくなる．

8）切離肺の末梢側はソラココットンなどで手前に引き寄せ，正常な肺を余分に切除しないようにする．

9）切除予定ラインをステープラーで噛むことができたら完全に噛みこんでステープリングを行う．

5　コツと pitfall

1）多発転移性肺腫瘍など複数カ所部分切除する場合は術前に CT を見て，各結節がどの高さのどの構造物の近くにあるかを描いた「地図」を作り，モニターの下に貼っておくと良い（図 1-4）．

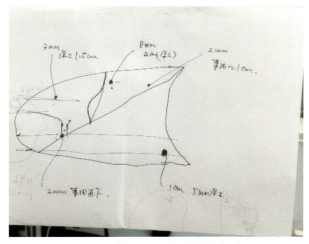

図 1-4　結節の場所の地図を描く

転移性肺腫瘍などで切除する結節が多数ある場合は，側臥位での結節の場所を示した「地図」を事前に描いておくと良い．地図はモニターの下にテープで留めて術中に見えるようにしておく．

第 1 章　胸腔鏡下肺切除術

2）触診する場合，第4肋間の創から左手の人差し指を挿入して触診する．人間の指はそんなに長くないので指を伸ばすのではなく，ソラココットンや肺鉗子を使用して肺を指に近づける．下葉の触診のために肺靭帯を切離することもある．肺門の近くでなければ多くの場所は触診可能である．小結節の場合，肺表面より2cm以上深部にあるとわかりにくい．

3）転移性肺腫瘍などの小結節を切除する場合はリング鉗子を使用し，リングの中に腫瘍を入れて把持して切除すると腫瘍が逃げず，マージンの確保も容易になる．

4）肺部分切除時に切除する予定の部位が厚い場合は，ステープラーを通す前に予定切離ラインを肺鉗子やケリーで肺を圧縮させておくとステープラーが通しやすくなる．

5）ステープラーを屈曲させて使用すると余分に肺を切除してしまうことが防げる．

B 胸腔鏡下単孔式肺楔状切除術（側胸部アプローチ）（図 1-5,6）

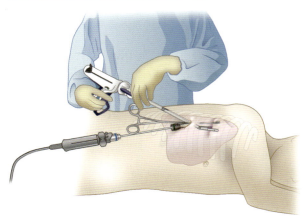

図 1-5　胸腔鏡下単孔式肺楔状切除術（側胸部アプローチ）

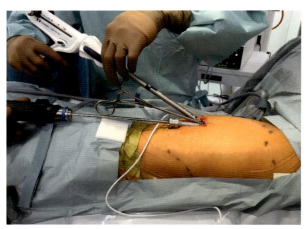

図 1-6　胸腔鏡下単孔式肺楔状切除術（側胸部アプローチ）（写真）

ブラ切除や間質性肺炎の肺生検など，触診が不要な肺楔状切除は痛みのコントロールが比較的容易な単孔式手術の良い適応である．

1 患者選択

気胸，転移性肺腫瘍，肺生検術など，肺楔状切除を行う症例に適応する．単孔式手術では触診が困難であるため，小さな結節で繊細な触診が必要な場合や，結節が深く，触診による腫瘍からのマージンの確認が必要な場合は適応外である．

2 準備器具

5 mm のカメラポート，5 mm のカメラスコープ 30°斜視，他．術者の左手の鉗子はガイスター鑷子ではなく，単孔式手術用の肺鉗子か SILS™ クリンチ 37 cm を使用する（p.126 手術準備マニュアル参照）．

3 麻酔，患者体位および外科医，看護師の配置

全身麻酔下に分離肺換気とする．体位は側臥位とする．術者は患者の右側，助手（スコピスト）は患者の左側に立つ．看護師は患者の右側で術者の尾側に立つ（図 1-7）．

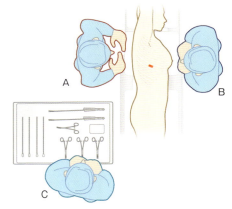

図 1-7　単孔式肺楔状切除術の配置

術者（A）は左右どちらの手術でも患者の右側に立つ．助手（B）は患者の左側に立ち，カメラを操作する．看護師（C）は右側の尾側に立つ．

4 手術手技（動画 1-1）

▶ 動画 1-1　胸腔鏡下単孔式肺楔状切除術（側胸部アプローチ）

本症例では単孔式肺鉗子 SCANLAN® Gonzalez-Rivas Forester Clamp を使用している．

1）モニター反転法で行う．見上げ法でも可能である．
2）第6肋間中腋窩線に1.5～2 cm の皮膚切開を行う．

3) 創の助手側に5mmのカメラポートを挿入し，1-0絹糸で固定する（図1-8）．
4) 術者はソラココットン®小2つを挿入し，ターゲットとなる病変部の位置を確認する．このとき2つのソラココットン®を創内でクロスすると広い範囲を押さえることができ，肺を動かしやすくなる．
5) 肺部分切除の左手の鑷子はガイスター鑷子より単孔式手術用の肺鉗子の方が使い勝手が良い．鉗子で病変部の少し手前を把持する．
6) 肺鉗子の「下」からステープラーを挿入して肺楔状切除を行う（図1-5, 6）．このときもステープラーを地面と平行な方向に屈曲させて余分に肺を切除しないようにする．単孔式手術では器具間の干渉を防ぐため，曲げられるものは曲げて使用する．
7) 2回目のステープリングでは単孔式手術用肺鉗子でステープラーの切離した先端の股の1〜2cm手前の部位を持つ．これにより次のステープラーが1回目に切離したステープラー切離部の股の間に入りやすくなる．
8) ドレーンの挿入は肋間神経障害を最小限に留めるため，第6肋間から直接胸腔内に挿入し，手術操作全般で使用する肋間を1肋間のみにする．
9) 持続傍脊椎神経ブロックのカテーテルの先端は肩甲骨の背側から直接第6肋間に刺入し，交感神経幹近傍に留置する．単孔式手術では1肋間のブロックで良いためカテーテルの先端を頭側に進める必要はない．

5 コツとpitfall

1) 創の大きさは最初のステープラーの挿入が困難な1.5〜2cmくらいの大きさでよい．2回目のステープラーの挿入時には少し皮膚が伸びて楽に挿入できるようになっている．
2) 創保護具（ウーンドリトラクターなど）を使用しないことがステープラーを含む器具の出し入れを円滑にする．ただし，悪性腫瘍の場合はXXSウーンドリトラクターを使用し，創への腫瘍のインプランテーションの予防に配慮する．その場合，ウーンドリトラクター，鉗子やステープラーのシャフトにゼリーなどを塗って滑りを良くさせると良い．
3) ステープラーは必ず把持鉗子の下から挿入する．それによりステープラーの先端を把持した部位の下側に挿入できる．

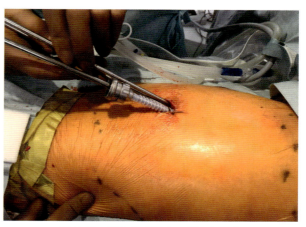

図1-8　単孔式手術時のポート固定

ウーンドリトラクターを使用しない場合は，ポートを術者と反対側の創縁に糸で固定する．悪性疾患ではポート創への播種を予防するためウーンドリトラクターを使用した方が良い．

C 剣状突起下アプローチによる単孔式肺楔状切除術（図1-9）

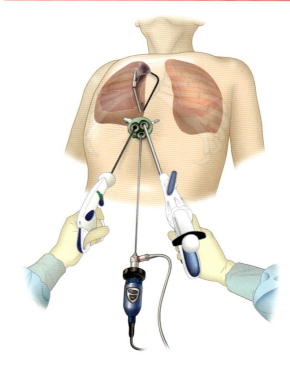

図1-9　剣状突起下アプローチによる単孔式肺楔状切除術

2014年，筆者らは剣状突起下の3cmの創1つから両側の転移性肺腫瘍に対し，一期的に両側の肺楔状切除を行う両側肺転移切除を報告した．この方法は両側の肺楔状切除を一期的に肋間を経由せずに行う方法である．この方法の利点は肋間神経障害がなく，整容的に優れ，患者に利益の多いことであるが，欠点は手術操作に慣れが必要で，決してやりやすい手技ではないこと，背側の肺と心臓が邪魔になるために左肺靱帯付近の肺切除が困難なことである．今後さらなる工夫が

必要な手技であるが，患者にとって有益な手技であるので紹介する．

1 患者選択

両側の転移性肺腫瘍や両側性の気胸に対する両側の肺楔状切除を適応とする．肋間神経障害がなく，整容的に優れるという利点から片側の肺楔状切除にも適応しても良い．この手術では触診することが不可能であるため，肺の腫瘍が胸膜直下にない場合にはマーキングが必要である．深部にある腫瘍には触診によるマージンの確認ができない．背側の肺と左肺靱帯付近の切除はできないことはないが，視野展開や手術操作が難しい．

2 準備器具

GelPOINT® Mini もしくはアルノート®ラップシングル，リガシュアーメリーランドタイプ37 cm，30°斜視，直径5 mmの硬性鏡，RUSCHメモバック（緑），CO_2 送気のための器械，送気チューブと排煙チューブ，10 mmのポートから挿入できる吸引鉗子，他．ステープラーは手元で先端の屈曲を操作できる Endo GIA™（ショートではなくスタンダード）を選択する．

3 麻酔，患者体位および外科医，看護師の配置

全身麻酔下に分離肺換気とする．肺切除時は片肺換気が必要であるため，ダブルルーメンの気管内挿管チューブで人工呼吸を行う．CO_2 送気や片肺換気の影響で低酸素血症や高二酸化炭素血症となる場合は呼吸回数を増やす．CO_2 が送気されている状態での仰臥位の片肺換気時は低酸素血症になりやすい．低酸素血症時には操作を中止し，両肺換気とする．

体位は仰臥位開脚位とする．術者は患者の脚の間に，スコピストは患者の右側に立つ．看護師は患者の左側に立つ．ビデオモニターは患者の頭側に配置する（図1-10）．

4 手術手技（動画1-2）

▶ 動画 1-2　剣状突起下アプローチによる両側肺楔状切除術

1例目は両側肺転移に対する肺楔状切除術，2例目，3例目は両側気胸に対する両側肺ブラ切除術を行っている．左側は心臓があるため操作しにくい．

1）剣状突起下 1 cm 下方に 3 cm の皮膚横切開を行う．GelPOINT® Mini のセットに付属している 10 mm の子ポート 2 つとステープラーを挿入するための 12 mm の子ポート 1 つを GelPOINT® Mini のプラットフォームに挿入する（図1-11）．GelPOINT® Mini を創内に挿入する（総論参照）．アルノート®ラップシングルでも可能である．

2）8 mmHg の圧で CO_2 送気を行った後，リガシュアーを使用して胸腺を胸骨裏面から胸腔に達する

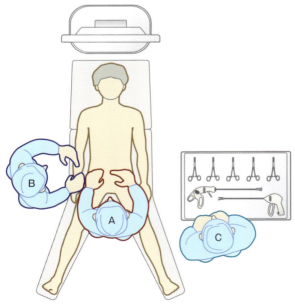

図1-10　剣状突起下アプローチによる単孔式肺楔状切除術時の配置

患者は仰臥位開脚位とする．術者（**A**）は患者の脚の間に立ち，助手（**B**）は患者の右側に立ち，カメラを操作する．看護師（**C**）は患者の左側に立つ．ビデオモニターは患者の頭側に配置する．

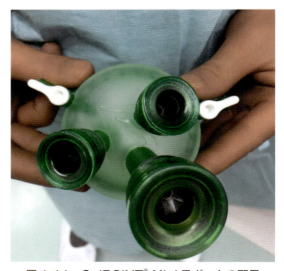

図1-11　GelPOINT® Mini 子ポートの配置

写真の上が頭側．尾側にステープラーを挿入できる 12 mm のポートを配置する．

まで最低限剥離する．
3) 両側肺切除では両側の，片側の肺切除では患側の縦隔胸膜をリガシュアーの先端の開閉によって破って，胸腔を開放する．
4) 切除予定側の片肺換気とする．CO_2 の送気は良い視野を確保するため止めない方が良い．
5) ソラココットン小2本で病変を確認し，切除範囲を決定する．
6) 単孔式手術用肺鉗子で肺を患者の上方に牽引し，肺鉗子の下からステープラーを挿入し，胸腔内でステープラーの先端を屈曲させて肺楔状切除を行う．
7) 切除後の肺の空気漏れテストにおいては蒸留水を片側のみに注入して空気漏れテストを行う．両側胸腔に水を注入してしまうと，肺の膨張が注入した水によって阻害され，換気不全となってしまう．
8) 両側肺切除の場合は3cmの剣状突起下の創から19FrのBrakeドレーンを両側の胸腔に1本ずつ（計2本）挿入する．挿入する子ポートが3つしかないため，まず1本目のドレーンを12mmポートから片側胸腔に挿入した後，2本目のドレーンは10mmポートから挿入し，ドレーンが挿入された12mmポートにさらにソラココットン小を挿入してドレーン先端を目的とする位置まで誘導する．この操作はなかなか難しい．
9) 腹直筋と皮下の2層を結節縫合で閉鎖し，4-0PDSIIで皮内縫合し，創を閉創する．

5 コツとpitfall

1) 肺結節を切除する場合，結節が臓側胸膜に接していない限りはマーキングをすることを推奨する．基本的に触診はできない．どうしても触診しなくてはならなくなった場合は仰臥位のまま第4肋間を切開し指を挿入すると，ある程度は触診することができる．それでも難しければ側臥位にする．
2) ステープラーをGelPOINT® Miniの12mm子ポートに通すときはステープラーがまっすぐでないと通らない．ステープラーの先端は胸腔内で屈曲させる必要があるため，手元で先端を屈曲できるEndo GIA™がこの手技に向いている．ショートでは届かないことがあるのでスタンダードの長さのものを選択する．
3) 単孔式手術では肺を把持する鉗子もステープラーも先端が曲がるタイプを使用すると器具間の干渉を防ぐことができる．
4) 切除予定部位の観察はソラココットン小を2つ挿入し，ソラココットンの先のコットンの摩擦をうまく使用して肺の牽引を行う．ソラココットンはポート内でクロスして使用する．
5) この方法で切除しにくい場所は肺の背側および左肺靭帯付近である．背側の肺は仰臥位であるので把持しにくい．左肺靭帯付近は心臓があるために視野展開・剥離操作が難しい．心臓の圧迫による不整脈の発生に注意する．手術台を患者が半側臥位になるように傾けると手術操作が少し容易になる場合がある．
6) 両側とも縦隔胸膜を開放した場合，術後も左右の胸腔が交通している可能性がある．今までの筆者らの剣状突起下アプローチ胸腺摘出術後に胸腔内を観察した2例の経験では，1例は前縦隔が閉鎖しており，左右の胸腔に交通はなかったが，1例は交通したままであった．左右の胸腔が交通していた場合，気漏や術後に気胸が再発した場合には両側気胸になってしまう可能性がある．また，片側に悪性胸水が生じた場合は対側に悪性胸水が流れこむ可能性がある．

2 3ポート肺葉切除術 (図1-12)

筆者の方法の特徴は，第一助手が2本のソラココットンで術野を展開するため，術者は両手で手術操作に専念できることである．モニター反転法を採用しているので，第一助手の指導者はオリエンテーションを誤ることなく，安心して手術の指導を行うことができ，もし出血した場合でも指導者が術者と一緒に止血操作を行うことができる．

1 患者選択

原発性肺癌などの肺葉切除が必要な症例．癒着や不全分葉は完全鏡視下に施行可能である．腫瘍の大きいものでも，最大4cmの創の3ポートで手術を行い，摘出するときに創を摘出できる最低限の大きさにして肺を摘出する．

2 準備器具

5mmもしくは10mm 30°斜視のカメラスコープ，カメラポート，12mmソフトポート，ウーンドリトラクターXS，ソラメット鉗子，内視鏡手術用鑷子（ガイスター10°曲がり），吸引鉗子，フック，リガシュアーメリーランド23cm，他（手術準備マニュアル参照）．

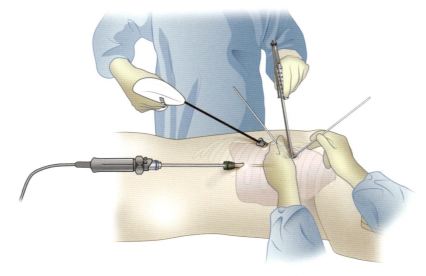

図 1-12　3 ポート肺葉切除術

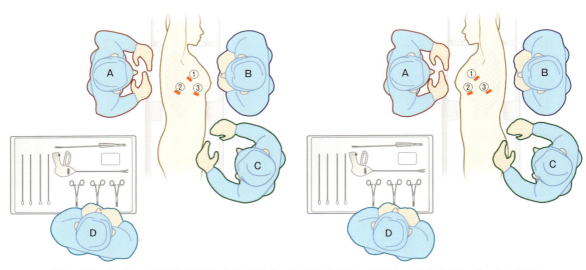

図 1-13　3 ポート肺葉切除術における術者，助手およびスコピストの立ち位置とポートの位置
A：術者，B：助手，C：スコピスト，D：看護師．術者は左右どちらの手術でも患者の右側に立つ．
第 4 肋間中腋窩線上の 4 cm の創をポート①，術者側（患者の右側）のポートをポート②，助手側（患者の左側）のポートをポート③とする．

3　麻酔, 患者体位および外科医, 看護師の配置

　全身麻酔下に分離肺換気とする．体位は側臥位とする．術者（A）は切除肺の左右関係なく常に患者の右側に立つ．右側臥位（左側の手術）であれば患者の前方，左側臥位（右側の手術）であれば患者の背側である．助手（B）は患者の左側，スコピスト（C）は助手の尾側に立つ．看護師（D）は患者の右側で術者の尾側に立つ（図 1-13）．

4　手術手技

　基本的にどの肺葉切除でも，最初から第 4 肋間中腋窩線上に 3〜4 cm の皮膚切開を行い，創保護具（ウーンドリトラクター）を使用する．これは肋間を開大することはないが，器具の出し入れを円滑にするために使用する．第 6 肋間と第 7 肋間に各々 1 cm の皮膚切開後，患者の左側の創（ポート③）にカールストルツのカメラポート，右側の創（ポート②）に 12 mm のソフトポートを挿入する．カメラは助手側のポート③から入れるのを基本とし，右側では第 6 肋間，左側では第 7 肋間後腋窩線から挿入する．やや尾側の印象があるが，胸腔内頭側の視野に問題はない．スコピストは③のポートに近い患者の左側で第一助手の尾側に立つ．

　第 4 肋間中腋窩線上に 4 cm の皮膚切開を最初から行うことで術者の手（器具）以外に助手がもう 1〜3 本器具を挿入することができる．それによって助手が術野を展開でき，術者は両手で剥離操作が可能となる．

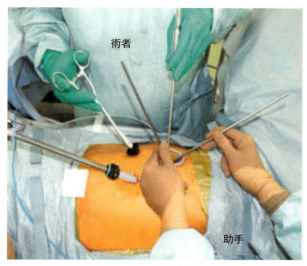

図 1-14　術者と助手

助手が，4 cm の切開創から2つのソラココットン®を挿入している．胸腔内でソラココットン®をクロスさせて肺を押さえて，術野を展開する．クロスさせることで広い範囲を押さえることが可能になる．助手は，4 cm の小開胸創のうち，助手側の創縁のみを使用する．術者側の創縁は術者の左手のために空けておく．術者は助手のソラココットン®の隙間から左手の鑷子を挿入する．

術者が左手で術野を展開してしまうと片手で剥離操作しなくてはならなくなってしまい，精度の高い手術は難しい．助手が術野を展開し，術者は左手に鑷子を持って血管鞘や肺を把持し，右手でケリーやベッセルシーラーなど，剥離する鉗子を持って手術を行う（**図 1-14**）．各肺葉切除のステープラー至適挿入ポートを表に示す（**表 1-1**）．各肺葉切除の手技は各々後述する．

表 1-1　自動縫合器の至適挿入ポート

	肺静脈	肺動脈	気管支
右上葉切除	②	②	②
右中葉切除	②もしくは①	②	②
右下葉切除	①もしくは②	③	②
左上葉切除	③	②	②
左下葉切除	②もしくは①	②	②

ステープラーをポート③から挿入した方が良いのは右下葉切除時の肺動脈と左上葉切除時の上肺静脈である．右下肺静脈はポート①から挿入した方が挿入しやすい．右下葉気管支切離時はポート③からでも良いが，右中葉気管支が狭くならないようにポート②から挿入することが多い．

5　コツと pitfall

1) 術野展開を最低限にすると，手術時間が短縮される．その場でできることはすべてやっておく．例えば，右上葉切除時の肺門前方の操作のときは V^{1+2+3} 切離，上肺動脈幹（A^{1-3}）切離，右上葉気管支の前面を気管支表面の膜を切離して，#12u, #11s リンパ節と気管支を露出する．可能であれば $Asc.A^2$ の切離，#4R リンパ節の右肺動脈付着部の切離も行う．何回も肺を動かして，あっちこっち見ていると余計に時間がかかる．

2) 助手は常に2本のソラココットンや吸引を持って，術者が手術を行いやすいように術野展開を行う．術者が術野展開を行ってはいけない．

3) ポート①の創は術者と助手が共用する．常に術者が術者側の創縁を，助手が助手側の創縁を使用するように心がける．術者の左手の鑷子は，術者側の創縁に当てて，使用すると先端がぶれないで細かい操作が可能になる．

4) ステープラーは基本的に地面と水平な方向に先端を屈曲して使用する．

5) 不全分葉の場合，筆者は肺門処理（肺動静脈，気管支切離）を先行し，最後に葉間を切離する．この方法だと葉間を切開しなくても済むため術後の気漏が少なくなる．

6) 葉間処理先行法の場合，葉間の肺動脈を露出した後，まず葉間を切離してから肺動脈を切離する．その方が肺葉を移動させやすく，肺動脈の走行をステープラーが入りやすい方向に向けることができる．

7) 肺門のリンパ節郭清は肺動脈を切離してから行う．肺動脈を先に切離しないと肺動脈が邪魔で，きれいな郭清ができない．

8) 不全分葉で葉間切離の距離が長い場合は途中までステープラーで切離しておくと葉間のトンネリングやテーピングが容易になる．

9) 不全分葉の葉間切離のための葉間のテーピングには綿テープではなく絹糸で行っている．これにより，ステープラーを通した後，テーピングに使用した糸を抜かずにステープリングできる．

10) 血管や葉間のステープラーの切離時にステープラーがひっかかって通しにくいときはまず 6 mm のペンローズドレーンを通し，そのペンローズの先をステープラーのアンビルに付けて通すと安全に通すことができる．

A　右上葉切除術

右上葉切除では肺動脈，肺静脈および気管支すべてを術者側のポート②から自動縫合器を挿入してステープリングが可能である．

肺葉切除時，肺動静脈気管支を葉間切離より先行して切離する肺門処理先行法と，葉間の胸膜を切開して葉間切離を先に行う葉間切離先行法（**動画 1-3**）の2通りがある．右上葉切除に関しては，気管支を切離す

るときにステープラーの挿入方向に肺動脈がないので安全に気管支を切断できることから，不全分葉を気にしなくて良い肺門処理先行法の方が優れていると思う．ただし #11s リンパ節を壊さないように注意が必要である．肺門処理先行法では術中 A^6 と Asc. A^2 の同定が難しいことがある．術前の CT で分枝を確認しておくと良い．

> ▶ **動画 1-3　3 ポート右上葉切除術**
> 1 例目は肺門処理先行法行い最後に葉間を切離している．
> 2 例目は葉間切離先行法で行っている．

1　手術手技

1) 助手はソラココットン®2 本を使用して肺を背側に圧排し，肺門前方 V^{1+2+3} のあたりが見えるように術野展開を行う．

2) 術者はまず中葉の肺静脈付近より縦隔胸膜を左手の鑷子で把持して，右手の剥離鉗子の開閉で胸膜に穴を開ける．その後，Vessel sealing device やフック型電気メスを使用して，縦隔胸膜の切開を肺門に沿って頭側に延長する（図 1-15）．奇静脈の尾側を経由して，右上葉気管支の頭側縁まで縦隔胸膜を切開する．

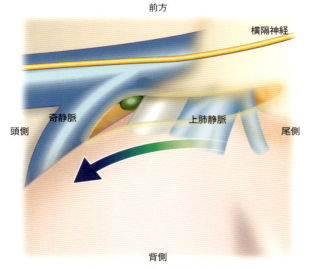

図 1-15　縦隔胸膜の切離
縦隔胸膜の切開を肺門に沿って頭側に延長する．

3) 肺静脈 V^{1+2+3} の血管鞘を左手の鑷子で把持して，V^{1+2+3} の血管から剥離し，V^{1+2+3} を露出する．V^{1+2+3} の尾側と頭側の血管梢を血管からしっかり剥離しておく．V^{1+2+3} をソラメットトンシルで通し，1-0 絹糸でテーピングを行った後，ステープラーで切断する（図 1-16）．V^{1+2+3} の背側には肺動脈が走行するので損傷しないように注意する．血管のテーピングの際，糸を引っ張るときに，テーピングの糸が糸のこぎりのようになって血管を損傷しないように，右手の鉗子で糸を血管から離した状態にしながら糸を引っ張ると良い．

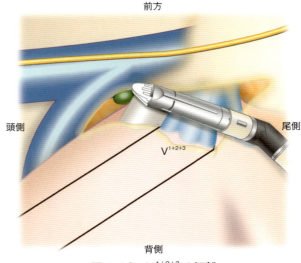

図 1-16　V^{1+2+3} の切離
V^{1+2+3} をソラメットトンシルで通し，1-0 絹糸でテーピングを行った後，ステープラーで切断する．

4) 右主肺動脈と V^{1+2+3} の間に少し固い索状物がある．この索状物を切離し，右主肺動脈および A^{1-3} の血管鞘を把持し，血管鞘を切開して右主肺動脈および A^{1-3} を露出する．さらに A^{1-3} の頭側で奇静脈弓尾側の上葉気管支前方を露出する（図 1-17）．

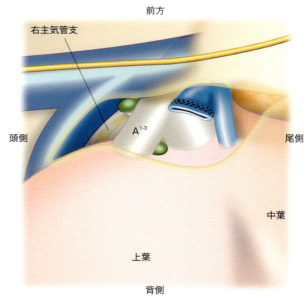

図 1-17　A^{1-3} と右上葉気管支前方の露出
さらに A^{1-3} の頭側で奇静脈弓尾側の上葉気管支前方を露出する．

5) A^{1-3} をソラメットトンシル（弱弯）で通し，1-0 絹糸でテーピングを行った後，ステープラーで切断する（図 1-18）．

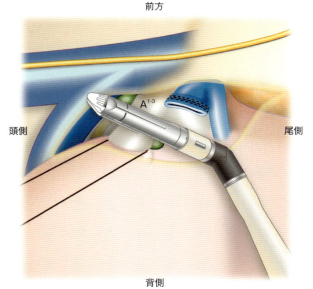

図 1-18　A$^{1-3}$ の切離

A$^{1-3}$ をソラメットトンシル（弱弯）で通し，1-0 絹糸でテーピングを行った後，ステープラーで切断する．

6) 助手は上葉気管支前方と #10 および #12u，#11s リンパ節が見えるように，肺動脈をソラココットン小で肺門前方に圧排する．中間気管支幹～右主気管支までの気管支表面の気管支鞘を切開し，#11s の前方，#12u および右上葉気管支前方を露出する．上葉気管支と中間気管支幹の肺門前方の股を確認し，#11s，#12u リンパ節を壊さないように，#11s，#12u リンパ節を上葉気管支から剥離しておく（図 1-19）．

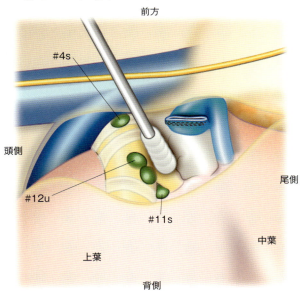

図 1-19　#11s リンパ節の露出

上葉気管支と中間気管支幹の肺門前方の股を確認し，#11s，#12u リンパ節を壊さないように，#11s，#12u リンパ節を上葉気管支から剥離しておく．

7) 次に，助手は肺を前方に圧排し，背側の肺門が見えるように術野展開を行う．透見できる #7 リンパ節付近より頭側に縦隔胸膜を切開し，肺門前方から切開した縦隔胸膜の切開部とつなげる．肺門背側の #11s のリンパ節を確認する．最初は #11s のリンパ節の場所を見つけにくいかもしれない．見つけるコツは，中間気管支幹頭側縁の軟骨はよく見ると突出して見えるので，その頭側，やや肺側に #11s リンパ節がある（図 1-20）．#11s のリンパ節を壊さないように，肺門処理先行法では背側の #11s リンパ節と上葉気管支の間を剥離する．葉間処理先行法では #11s のリンパ節と肺の間を剥離する（図 1-20）．

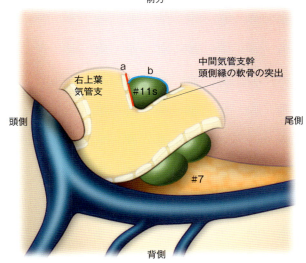

図 1-20　肺門背側の #11s リンパ節の剥離

肺門背側の #11s のリンパ節を確認する．#11s のリンパ節を壊さないように，肺門処理先行法では背側の #11s リンパ節と上葉気管支の間を剥離する（a の赤いライン）．葉間処理先行法では #11s のリンパ節と肺の間を剥離する（b の青いライン）．

8) Asc. A^2 は分岐の位置によって気管支切離の前に切離するする場合と後に切断する場合がある．
9) 助手は再び肺を背側に圧排し，肺門前面の上葉気管支が見えるように術野展開を行う．
10) 上葉気管支根部が見にくいときは，助手は肺動脈をソラココットン®小で圧排して上葉気管支根部を見せるように術野展開を行う．
11) 術者はソラメットトンシル（弱弯）の先端を先に剥離しておいた #11s と上葉気管支の間に入れる．右上葉気管支の尾側は肺門前方と背側の両側で #11s から剥がされているので容易に肺門前方から背側に通すことができる（図 1-21）．右上葉気管支をテーピングし，ステープラーで気管支を切断する．このときステープラーを地面と平行な方向に屈曲させると挿入が容易になる．

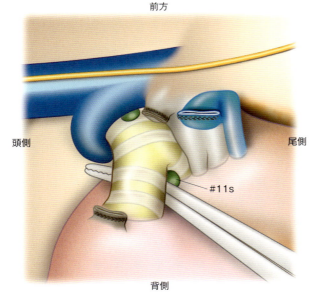

図 1-21　右上葉気管支の切離

ソラメットトンシル（弱弯）の先端を，先に剥離しておいた #11s と上葉気管支の間に入れて背側に通す．

12） #11s リンパ節を中間気管支幹から剥離して肺の末梢に向けて郭清を行い，切除肺に付けておく．S^6 の肺と上葉に付けた #11s の間にステープラーが入るスペースがあることを確認する（**図 1-22**）．

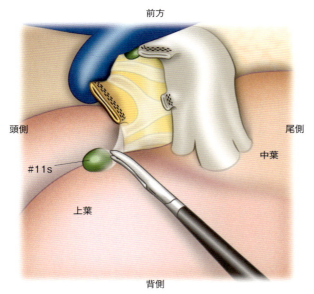

図 1-22　#11s リンパ節郭清

S^6 の肺と上葉に付けた #11s の間にステープラーが入るスペースがあることを確認する．

13） 上中葉間・肺動静脈，気管支断端を確認して葉間をステープラーで切離する．葉間切離線がわからなくならないようにピオクタニンでマーキングしても良い．通常 60 mm のステープラーを 2〜3 回使用する．ステープラーの先端で肺動脈を損傷しないように慎重に操作する（**図 1-23**）．

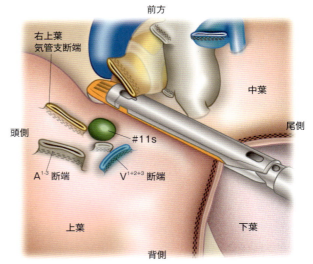

図 1-23　葉間切離

上中葉間・肺動静脈，気管支断端を確認して，葉間をステープラーで切離する．

14） 分葉が良い場合は葉間処理先行法で行うこともある．多くの施設はこの方法で行っている．葉間トンネリングのコツは，肺門前方の剥離を行うときに肺動脈本幹を A^{4+5} が分枝する付近までしっかり露出しておくこと，および肺門背側の #11s 露出時に肺門処理先行法と異なり，#11s を壊さないために，#11s と末梢の肺との境を剥離しておくことである（**図 1-20**）．

15） 肺門前方で V^{1+2+3} および A^{1-3} を切離し，肺動脈本幹を A^{4+5} が分枝する付近までしっかり露出しておく．

16） 葉間胸膜を切離する．肺動脈が透けて見えれば良いが，見えない場合，多くの症例は A^8 が葉間胸膜から一番近いので A^8 が走行している付近で肺動脈が拍動して盛り上がっている場所を探して胸膜を切開する．葉間の肺動脈が露出できたら，肺動脈の血管鞘を把持して切開し，葉間肺動脈を露出する（**図 1-24**）．Asc. A^2，A^6，A^{4+5}，#11s リンパ節を確認する．

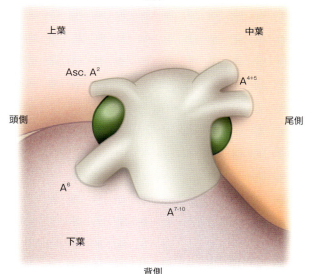

図 1-24　葉間肺動脈の露出

葉間の葉間肺動脈を露出する．

17) スコピストは覗き込む視野を利用して，肺動脈の分岐が良く見えるように 30°斜視を操作する．葉間から Asc. A² と A⁴⁺⁵ を確認したらその間から先に露出してあった肺動脈本幹に向かって覗き込む視野を利用してソラメットトンシル弱弯の先端を Asc. A² と A⁴⁺⁵ の間に挿入する．

18) 助手が 2 本のソラココットン®大を使用して上葉肺を背側に圧排すると，トンシル鉗子の先端は先に露出した肺動脈本幹と A⁴⁺⁵ の分岐にあるはずである．テーピングを行い，自動縫合器で右上中葉間を切離する（図 1-25）．

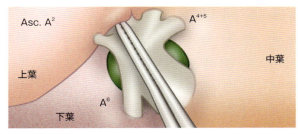

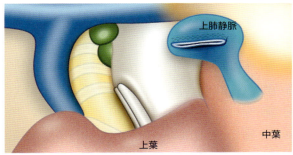

図 1-25　右上中葉間の切離

ソラメットトンシル弱弯の先端を Asc. A² と A⁴⁺⁵ の間に挿入する．助手が 2 本のソラココットン大を使用して上葉肺を背側に圧排すると，トンシル鉗子の先端は先に露出した肺動脈本幹と A⁴⁺⁵ の分岐にある．

19) 右上下葉間は，まず助手が肺を前方に圧排して背側の #11s を見せる．#11s と末梢の肺との境を剥離し（図 1-20 参照），強弯のトンシルの先端を #11s と肺の間に挿入する．助手が前方に圧排していた肺を背側に下ろすと，強弯トンシルの先端は Asc A² と A⁶ の間にあるはずである．強弯トンシルの先端を #11s リンパ節を壊さないようにしながら開閉し，葉間の Asc. A² と A⁶ の間に通してテーピングを行う（図 1-26）．ステープラーを②ではなく①から挿入し，葉間を切離する．右上下葉間トンネリングのコツは，Asc. A² および A⁶ をしっかり露出しておくこと，および肺門背側の #11s 露出時に肺門処理先行法と異なり，#11s を壊さないために #11s と末梢の肺との境を剥離しておくことである（図 1-20 参照）．

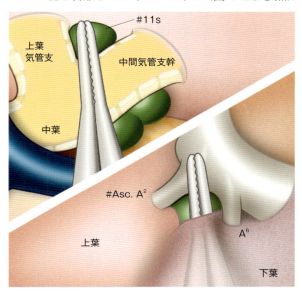

図 1-26　右上下葉間の切離

強弯トンシルの先端を #11s と肺の間に挿入する．助手が前方に圧排していた肺を背側に下ろすと，強弯トンシルの先端は Asc. A² と A⁶ の間にあるはずである．

20) 葉間側から背側肺門に通すこともできるが，背側から葉間側に通した方が鉗子の挿入方向に無理がないことから，筆者は好んで背側からトンネリングしている．

21) 葉間切離後，Asc. A² を切断する．細ければ中枢側を結紮し，末梢側は Vessel sealing device で切離する．その後気管支をステープラーで切断し，右上葉切除を完遂する．

B　右中葉切除術

　分葉が良ければ肺静脈→肺動脈→葉間→気管支の順に切離する．分葉が悪い場合は順番にこだわらず，肺

静脈切離の後，中葉気管支を同定し切離する．その後，気管支の背側にある肺動脈を剝離して切離後に葉間を切離する（**動画 1-4**）．

> ▶ **動画 1-4** **3 ポート右中葉切除術**
>
> 1 例目は中葉の肺静脈切離後，葉間肺動脈を露出し，上中葉葉間を切離してから A^{5a} と気管支を切断し，A^{4+5} を切離後，最後に中下葉間の葉間を切離している．肺の血管にステープラーを通す前には，必ず弱弯のトンシラー（ケリー）を通して，ステープラーが通るか予行演習を行うと良い．

1 手術手技

1) 助手は肺を背側に圧排し，肺門前方が見えるように術野展開を行う．縦隔胸膜を切開し，V^{4+5} を露出する．V^{4+5} をテーピングの後，ステープラーで切断する（**図 1-27**）．V^{4+5} 切断後，背側にある中葉気管支を露出する．

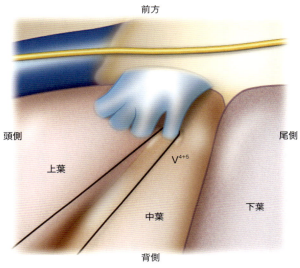

図 1-27 V^{4+5} のテーピング

縦隔胸膜を切開し，V^{4+5} を露出する．V^{4+5} をテーピングの後，ステープラーで切断する．

2) 葉間肺動脈を露出し，A^4，A^5 を確認する．
3) 右上中葉間のテーピングを行う．V^2 を損傷しないように V^2 を確認後，葉間から肺動脈本幹と A^{4+5} の間に弱湾ソラメットトンシル（ケリー）の先端を置き（**図 1-28**），助手が肺を背側に牽引すると，ソラメットトンシル（ケリー）の先は中心静脈と V^{4+5} 断端の間に確認できる（**図 1-29**）．テーピングの後，ステープラーで葉間を切離する．

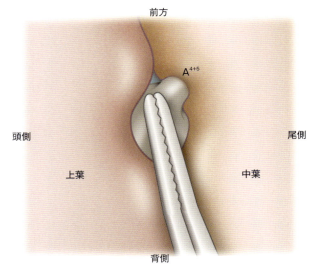

図 1-28 右上中葉間切離手技 1

葉間から肺動脈本幹と A^{4+5} の間に弱湾ソラメットトンシル（ケリー）の先端を置く．

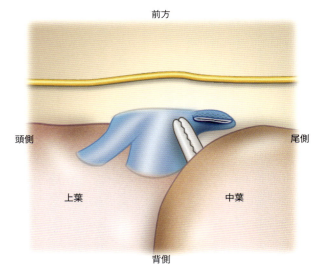

図 1-29 右上中葉切離手技 2

助手が肺を背側に肺を牽引すると，ソラメットトンシル（ケリー）の先は中心静脈と V^{4+5} 断端の間に確認できる．

4) 右中下葉間のテーピングを行う．A^5 と肺動脈下幹の間の #11i リンパ節と肺の間に弱湾ソラメットトンシル（ケリー）の先端を置き（**図 1-30**），助手が肺を背側に牽引するとソラメットトンシル（ケリー）の先は V^{4+5} 断端と下肺静脈の間に確認できる（**図 1-31**）．テーピングの後，ステープラーで葉間を切離する．

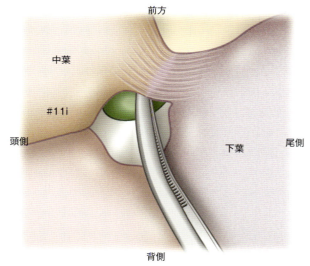

図 1-30　右中下葉間の切離 1
A^{4+5} と肺動脈下幹の間の #11i リンパ節と肺の間に，弱湾ソラメットトンシル（ケリー）の先端を置く．

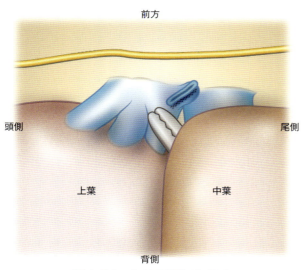

図 1-31　右中下葉間の切離 2
助手が肺を背側に牽引すると，ソラメットトンシル（ケリー）の先は V^{4+5} 断端と下肺静脈の間に確認できる．

5）A^{4+5} を切断する（図 1-32）．

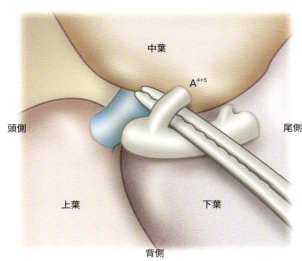

図 1-32　右 A^{4+5} の切離

6）B^{4+5} を切断する．
7）不全分葉の場合は V^{4+5} 切断後，奥にある中葉気管支，下葉気管支および #11i を同定し，中葉気管支を先行して切断する（図 1-33）．背側に肺動脈が走行するので慎重に行う．気管支をテーピングするときは鑷子で中葉気管支をしっかり把持すると鉗子を気管支の背側に通しやすい．気管支を鑷子で把持することに抵抗があるかもしれないが，気管支を把持しても経験上問題はない．気管支を切断すると背側に肺動脈が露出されるので中下葉間を一部切離しながら A^4，A^5 を同定し切断する（図 1-34）．最後に上中葉間葉間をステープラーで切断する．いつもこの順でできるわけではない．順番にこだわらずに切離しやすい構造物から切離する．

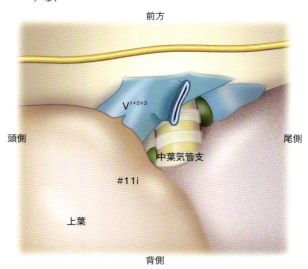

図 1-33　気管支切離を先行する場合の右中葉気管支の露出
V^{4+5} 切断後，奥にある中葉気管支を同定し，気管支を先行して切断する．

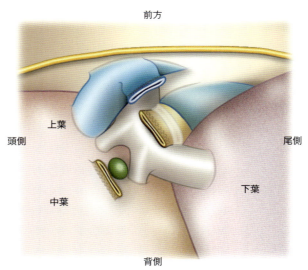

図 1-34　右中葉気管支切離後の A^{4+5} の同定
気管支を切断すると背側に肺動脈が露出されるので，中下葉間を一部切離しながら A^4，A^5 を同定する．

8) 通常行っていないが #11s, 12u を郭清したい場合筆者は上下葉間を切離してから行っている.

C 右下葉切除術

分葉が良ければ肺靱帯→下肺静脈→肺動脈→葉間→気管支の順に切離する. 不全分葉で肺門処理を先行する場合は肺静脈を切離した後, 気管支を切断するが, その後の肺動脈分岐の同定がやや難しい. 術前に CT で確認しておく (**動画 1-5**). 右下葉切除では気管支断端瘻の発生頻度が高いので気管支動脈は可能な範囲で残すようにする.

> ▶ **動画 1-5** 3 ポート右下葉切除術
>
> 1 例目は葉間切離先行法で行っている. 2 例目は肺門処理先行法で行っている. できれば葉間切離先行法の方が良い. 理由は, 肺門処理先行法では肺動脈の切離の前に気管支を切離する必要があるが, 気管支のテーピングやステープラーを通すときに背側の肺動脈が見えないため肺動脈損傷のリスクがあるためである. また, 気管支切離後の肺動脈分枝の内どれが下葉の肺動脈なのかの同定が難しい. 肺門処理先行法で行う場合は, CT で分岐を確認しておくと良い. 基本的に下葉の気管支断端に向かう肺動脈が下葉の肺動脈である.

1 手術手技

1) 助手は 1 本のソラココットン大で下葉を頭側に牽引し, もう 1 本のソラココットン大で横隔膜を尾側に圧排して肺靱帯が見えるように術野展開を行う. 肺靱帯内には血管があることがあるので注意して, Vessel sealing device やフックで切離する. #9 リンパ節を切除肺に付けながら肺靱帯を下肺静脈下縁まで切離する (**図 1-35**).

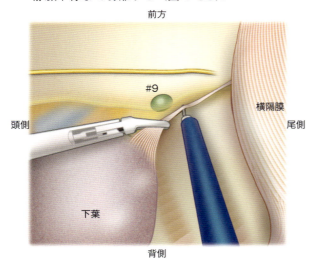

図 1-35 右肺靱帯の切離

#9 リンパ節を切除肺に付けながら肺靱帯を下肺静脈下縁まで切離する.

2) 縦隔胸膜を肺門全周切離する. このとき背側肺門では #11s を露出し, #11s と末梢肺の間を剥離しておく (**図 1-20** 参照).

3) 右下肺静脈の前方と背側を十分露出する. 助手は肺を背側に牽引して下肺静脈が見えるように術野展開を行う. 右下肺静脈をテーピングの後, ポート① (**図 1-13** 参照) からステープラーを挿入して切断する (**図 1-36**). このときテーピングした糸を引っ張ると肺静脈の裏を通したステープラーのアンビルの先が確認しやすい.

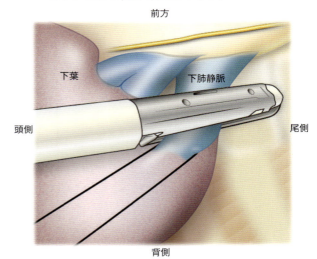

図 1-36 右下肺静脈の切離

右下肺静脈をテーピングの後, ポート① (**図 1-13** 参照) からステープラーを挿入して切断する.

4) 下肺静脈が切離されたら #7 リンパ節郭清の右側下縁としてリンパ節と脂肪組織を右中間気管支幹, 下肺静脈中枢側断端, 心膜から外しておく. さらに中間気管支幹を末梢に追って #11i リンパ節が確認できるところまで剥離しておく (**図 1-37**).

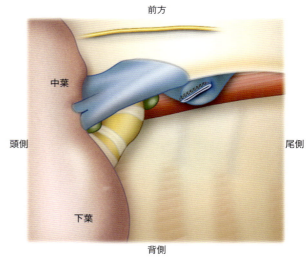

図 1-37 右 #11i リンパ節の位置の確認

さらに中間気管支幹を末梢に追って, #11i リンパ節が確認できるところまで剥離しておく.

5) 葉間切離先行法では葉間肺動脈を露出する（図1-38）．葉間に肺動脈が透見できないときは通常 A^8 が葉間の一番浅い層にあることが多いため中下葉間の A^8 を出すようにする．中下葉間をよく見ると盛り上がって拍動している部位があるのでそこを切開する．

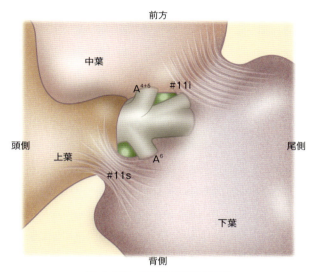

図1-38　葉間肺動脈の露出

葉間切離先行法では葉間肺動脈を露出する．

6) 葉間から中下葉間のトンネリングを行う場合は中葉の肺動脈と A^{7+8} の間で #11i リンパ節と肺の間に弱弯ソラメットトンシル（ケリー）の先端を置き，助手が中葉と下葉を背側に圧排すると，ソラメットトンシル（ケリー）の先は上肺静脈と下肺静脈断端の間にあるはずである（図1-39）．1-0絹糸でテーピングする．気管支の走行によっては誤って中葉気管支が入り込むことがあるので両肺換気として中葉に空気が入るのを確認した後，ステープラーで葉間を切離する．

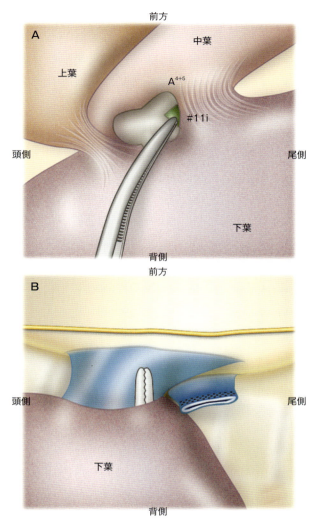

図1-39　右中下葉間トンネリング

A：中葉の肺動脈と A^{7+8} の間で #11i リンパ節と肺の間に弱弯ソラメットトンシル（ケリー）の先端を置く．
B：助手が中葉と下葉を背側に圧排すると，ソラメットトンシル（ケリー）の先は上右肺静脈と下肺静脈断端の間にあるはずである．

7) 下肺静脈が切離されていれば背側気管支側から右中下葉間のトンネリングをしても良い．助手は上葉のみを頭側に圧排し，術者は中間気管支幹と中葉気管支およびその間にある #11i を露出する．#11i と肺の境に強弯ソラメットトンシル（ケリー）を挿入し，助手は頭側前方に圧排していた肺を背側に下ろすと強湾ソラメットトンシル（ケリー）の先端は A^{4+5} と A^{7+8} の間にあるはずである．テーピングの後，ステープラーで葉間を切離する（図1-40）．この方法であれば誤って中葉気管支を切断することはない．

8) 右上下葉間作成は右上葉切除と同様に行う．まず助手が肺を前方に圧排して術野展開し，背側の #11s を見せる．術者は強弯ソラメットトンシル（ケリー）の先端を #11s と肺の間に挿入する．助

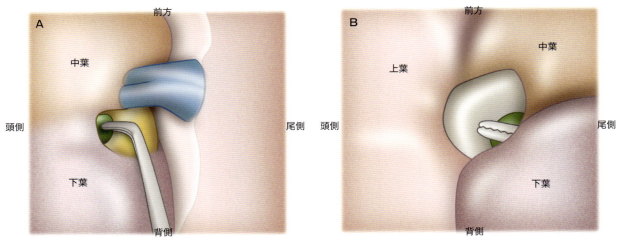

図 1-40　右中下葉間の切離

A：助手は，上葉を頭側に圧排し，術者は中間気管支幹と中葉気管支およびその間にある #11i を露出する．#11i と肺の境に強弯ソラメットトンシル（ケリー）を挿入する．

B：助手が頭側前方に圧排していた肺を背側に下ろすと強弯ソラメットトンシル（ケリー）の先端は A^{4+5} と A^8 の間にあるはずである．

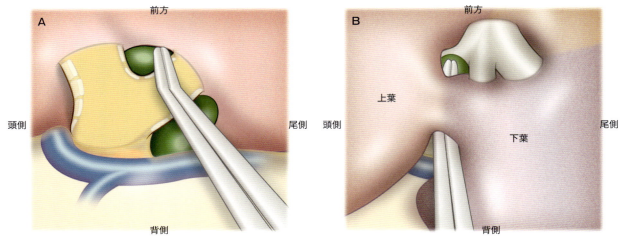

図 1-41　右上下葉間の切離

A：術者は，強弯ソラメットトンシル（ケリー）の先端を #11s と肺の間に挿入する．

B：助手が前方に圧排していた肺を背側に下ろすと，強弯ソラメットトンシル（ケリー）の先端は A^6 の頭側に出るはずである．

手が前方に圧排していた肺を背側に下ろすと強弯ソラメットトンシル（ケリー）の先端は A^6 の頭側に出るはずである（図 1-41）．術者は強弯ソラメットトンシル（ケリー）の先端を葉間の Asc. A^2 と A^6 の間に通す．テーピング後，ステープラーをポート①から挿入し，葉間を切離する．

9）右下葉肺動脈（A^{6-10}）はその走行から，ポート②からではなく，ポート③からステープラーを挿入すると通しやすい．その場合はカメラはポート②から挿入する（図 1-42）．

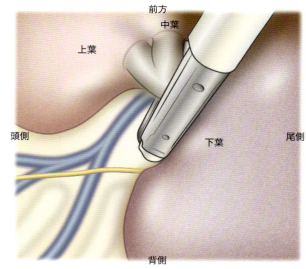

図 1-42　右下葉肺動脈の切離

右下葉肺動脈（$A^{6\sim10}$）はその走行から，ポート②からではなく，ポート③からステープラーを挿入すると通しやすい．

10）#11s，#11i を切除する肺に付けるように気管支を露出して郭清を行う（図1-43）．

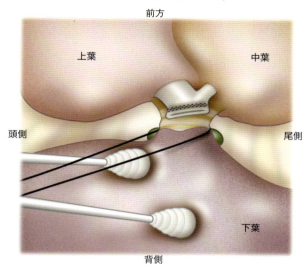

図1-43　#11s，#11i リンパ節の郭清と右下葉気管支切離

#11s，#11i を切除する肺に付けるように気管支を露出して郭清を行う．

11）地面と平行に曲げたステープラーを②から挿入して気管支を切断する．③から挿入しないのは中葉気管支が狭窄しないようするためである．

12）不全分葉の場合，下肺静脈の切断後，助手は下葉を頭側に圧排する．脂肪組織を中間気管支幹から剥離していくと下葉気管支と中葉気管支の間にある #11i リンパ節を観察できる．#11i リンパ節を下葉気管支から剥離する（図1-44）．次に背側肺門から #11s を露出する．

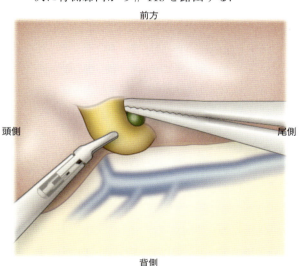

図1-44　右下葉気管支の剥離

下葉気管支を中葉気管支および #11i リンパ節から剥離する．

13）#11s を中間気管支幹から剥離する．背側にある肺動脈に注意を払いながら下葉気管支をテーピングし，ステープラーで切断する（図1-45A）．気管支切断後は葉間の肺動脈が露出されるので中葉への肺動脈を同定し，下葉肺動脈をステープラーで切断する（図1-45B）．下葉の気管支断端に向かう肺動脈が下葉肺動脈であるが，手術中には迷うこともある．事前にCTで肺動脈の分岐を確認しておくと良い．葉間を最後にステープラーで切断する．

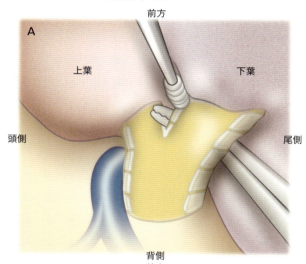

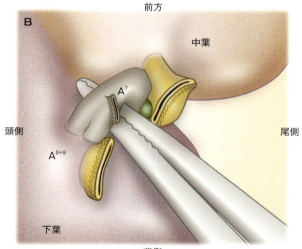

図1-45　肺門処理先行法

A：下葉気管支をテーピングする．
B：動脈の分岐を同定し，下葉肺動脈を順に切断する．

第1章　胸腔鏡下肺切除術

D 左上葉切除術

　左上葉切除は A^3 を損傷すると危機的状況となるため最も注意すべき肺葉切除である．北米では男性に多い肺癌の手術の中で最も危険を伴う A^3 のことをウイドウ（未亡人）メーカーと呼んでいるとのことである．慎重に手術を行っていただきたい．葉間切離処理先行法を基本とするが，不全分葉時は肺門処理先行法で行う（動画1-6）．

> ▶ **動画1-6** 3ポート左上葉切除術および単孔式左上葉切除（肺門処理先行法）
>
> 1例目は葉間切離先行法．2例目は，3ポートではなく単孔式で肺門処理先行法の左上葉切除の症例．肺門処理先行法の場合，気管支切離のためのステープラーを前方から背側に通す場合と背側から前方に通す場合がある．その時の状況で判断する．この動画では背側から前方に通している．

1 手術手技

1）まず助手は肺を前方に圧排し，肺門背側が見えるように術野展開を行う．

2）縦隔胸膜を透見できる肺動脈本幹の尾側から肺門頭側まで切開する．肺動脈本幹の血管鞘を切開して肺動脈を露出し，後の葉間切離が容易にできるように A^6 根部まで肺動脈を露出する．また，後の肺動脈テーピング時に肺門頭側の追加の剥離が不要になるように $A^{1+2}c$，$A^{1+2}a+b$，A^3 の頭側の根部をしっかり露出する．（図1-46）．

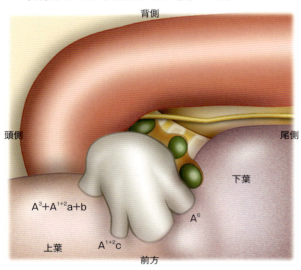

図1-46　左肺動脈の露出
肺門背側の肺動脈本幹の血管鞘を切開して肺動脈を露出する．

3）助手は肺を背側に圧排し，肺門前方が見えるように術野展開を行う．

4）肺門前方の縦隔胸膜を下肺静脈上縁から肺門部頭側まで切開する．左手の鑷子で左上肺静脈の血管鞘を把持し，右手のトンシル鉗子を使用して左上肺静脈を剥離・テーピングする（図1-47A）．左の肺静脈はときに上肺静脈と下肺静脈が共通幹になっていることが報告されている．誤って両方切断してしまうことがあるため，上肺静脈を切断する前に下肺静脈があることを確認した方が良い．左上肺静脈は解剖学的位置から，ポート②ではなくポート③からステープラーを挿入すると無理なく挿入可能である．

5）肺門前方の上葉気管支と下葉気管支の股にある #11 リンパ節を露出する．後の葉間切離のためのトンネリングのため #11 リンパ節と肺の間を分けておく（図1-47B）．

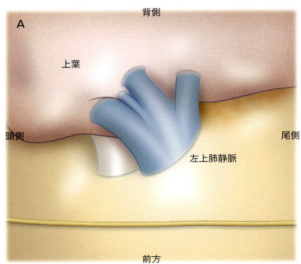
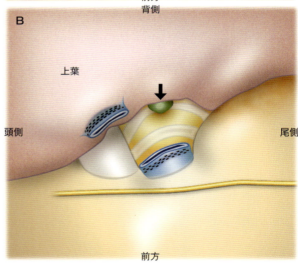

図1-47　左上肺静脈の切離と #11 リンパ節の露出
A：左上肺静脈を剥離・テーピングする．
B：後の葉間切離のためのトンネリングのため，#11 リンパ節と肺の間を分けておく（矢印）．

6) 肺門前方の肺動脈本幹と上葉気管支頭側の間をしっかり露出する．上葉気管支と肺動脈本幹の A^3 が分岐する中枢側の間に必ず #12 リンパ節がある．これを上葉気管支から剥離するか切除してしまうことが A^3 の根部を露出するコツである．A^3 を弱弯ソラメットトンシル（ケリー）で尾側から頭側に通し，テーピングの後，ステープラーを通して切断する（図1-48）．続いて $A^{1+2}a+b$ を A^3 と同様に，肺門前方から切離する．

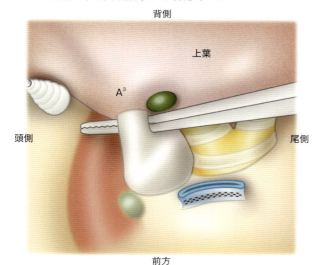

図 1-48　左 A^3 の切離

A^3 を弱弯ソラメットトンシル（ケリー）で尾側から頭側に通し，テーピングする．

7) 葉間の肺動脈を露出後，背側の葉間をトンネリングする．覗き込む視野を利用して，上葉と S^6 の間の葉間の下に見える肺動脈の分枝を同定し（図1-49A），$A^{1+2}c$ と A^6 間に弱弯ソラメットトンシル（ケリー）の先端を置く（図1-49B）．この時術者は，ソラメットトンシル（ケリー）の先端を動かしてはいけない．助手が肺を前方に脱転すると事前に肺動脈本幹と A^6 根部が剥離してあるため，ソラメットトンシル（ケリー）の先端は肺門背側に通っているはずである（図1-49C）．テーピングの後，ステープラーで葉間を切離する．

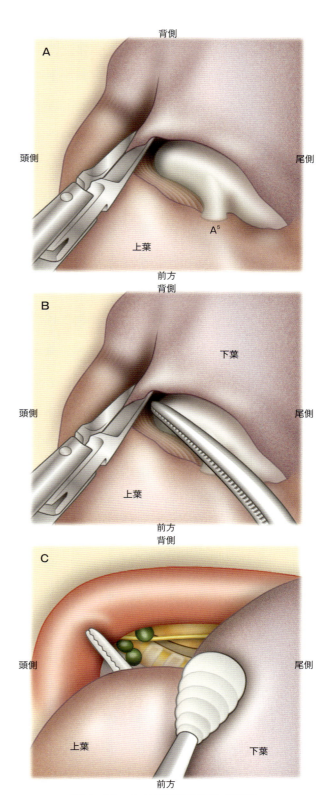

図 1-49　左上下葉間の切離（背側）

A：覗き込む視野を利用して，上葉と S^6 の間の葉間の下に見える肺動脈の分枝を同定する．
B：$A^{1+2}c$ と A^6 間に弱弯ソラメットトンシル（ケリー）の先端を置く．
C：助手が肺を前方に脱転すると事前に肺動脈本幹と A^6 根部が剥離してあるため，ソラメットトンシル（ケリー）の先端は肺門背側に通っているはずである．

8) 葉間切離後，A^{4+5} と $A^{1+2}c$ の肺動脈を同定し（図1-50）切断する．

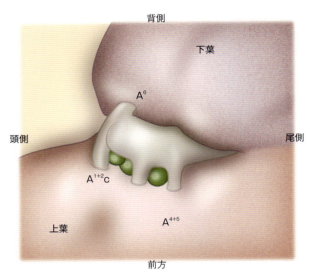

図 1-50 葉間肺動脈の露出
葉間切離後，A^{4+5} と $A^{1+2}c$ の肺動脈を同定する．

9) 前方の葉間をトンネリングする．助手は上葉を背側に圧排する．先に剥離しておいた肺門背側の #11 と肺の間に強弯ソラメットトンシル（ケリー）を挿入する（図1-51A）．助手は肺を離し，葉間が見えるように肺を展開する．術者のソラメットトンシル（ケリー）の先は葉間の肺動脈 A^{4+5} と A^8 の間にあるはずである（図1-51B）．トンネリングを行いテーピングの後，ステープラーで葉間を切離する．

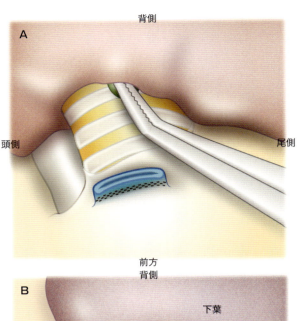

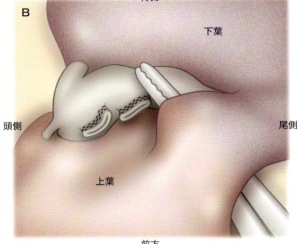

図 1-51 右上下葉間（前方）の切離
A：肺門背側の #11 と肺の間に強弯ソラメットトンシル（ケリー）を挿入する．
B：助手は肺を離し，葉間が見えるように肺を展開する．術者のソラメットトンシル（ケリー）の先は，葉間の肺動脈 A^{4+5} と A^8 の間にあるはずである．

10) 肺門リンパ節郭清後，上葉気管支をテーピングし，ステープラーで切断する（図1-52）．

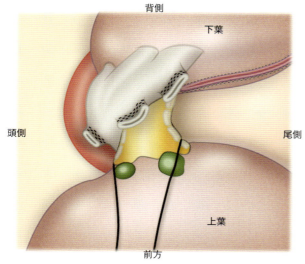

図 1-52　左上葉気管支の切離

肺門リンパ節郭清後，上葉気管支をテーピングしステープラーで切断する．

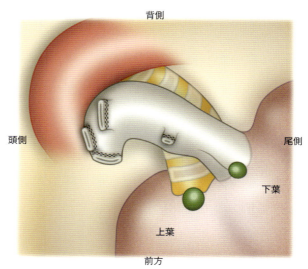

図 1-53　肺内処理先行法 1

A^3，$A^{1+2}a+b$，$A^{1+2}c$ が切離されていると肺動脈は葉間を切開しなくても A^{4+5} 近傍まで露出できる．

11) 不全分葉の場合，肺門処理先行法が有用である．葉間を切らなくても切離できる A^3，$A^{1+2}a+b$，$A^{1+2}c$ を切ってから気管支を切離する．左上葉の場合，通常 A^{4+5} 以外は葉間を切離しなくても切離可能である．術前 CT で不全分葉が疑われる場合は 3DCT などで肺動脈の分岐を事前に確認しておくと良い．

12) まずは背側の肺動脈本幹を露出し，A^6 根部，$A^{1+2}c$，$A^{1+2}a+b$，A^3 の頭側の根部を露出する．

13) 左上肺静脈を切離する．

14) #11 リンパ節をしっかり左上葉気管支から剥離しておく．

15) 肺動脈本幹と上葉気管支頭側の間をしっかり露出し，その間にある #12u リンパ節を切除する．

16) A^3 および $A^{1+2}a+b$ を肺門前方から切離する．$A^{1+2}a+b$ は背側から切離する場合もある．

17) 肺を前方に圧排し，背側から $A^{1+2}c$ を切断する．助手は，左上葉下葉ともに尾側に圧排し葉間肺動脈を見せるようにする．A^3，$A^{1+2}a+b$，$A^{1+2}c$ が切離されていると肺動脈は葉間を切開しなくても A^{4+5} 近傍まで露出できる．（図 1-53）

18) A^{4+5} を可能であれば切断するが，通常は難しいので左上葉気管支の切離を先行する．肺を背側に圧排し，左上葉気管支と #11 リンパ節の間に強弯ソラメットトンシル（ケリー）を挿入する．上葉気管支より頭側の肺動脈はすでに切離されているので比較的安全にテーピングできる（図 1-54）．

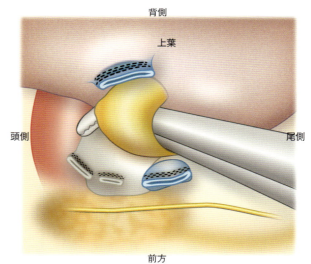

図 1-54　肺内処理先行法 2

左上葉気管支のテーピングを行う．

19) 上葉気管支をステープラーで切断する．気管支を切断すると葉間肺動脈が露出するため肺動脈の分岐が確認できるところまでしっかり露出して（図 1-55）A^{4+5} が残っていればそれを切断する．最後に葉間をステープラーで切離する．

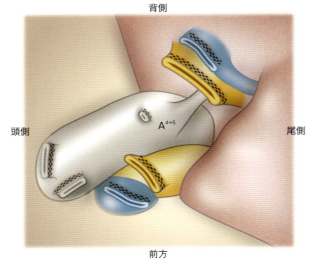

図 1-55　肺内処理先行法 3
気管支を切断すると葉間肺動脈が露出するため，肺動脈の分岐が確認できるところまでしっかり露出する．

20) $A^{4,5}$ が肺動脈の中枢第1分枝である縦隔型の場合，$A^{4,5}$ にステープラーが通しにくい場合がある．その場合，①の創から挿入しやすいことがある．
21) #12u リンパ節が A^3，$A^{1+2}a+b$ に固着してテーピングしにくい場合がある．リンパ節が肺動脈に固着している場合は開胸に移行することを勧める．もし胸腔鏡下に行うのであれば，まず肺動脈本幹と上下肺静脈をテーピングして出血した場合に備えなくてはならない．テーピングのテープは糸で繋げて胸腔内の邪魔にならないところに置いておく．

E　左下葉切除術

分葉が良ければ肺靱帯→下肺静脈→肺動脈→葉間→気管支の順に切離する．不全分葉で肺門処理を先行する場合は肺静脈を切離した後，気管支を切断するが，右下葉切除と同様にその後の A^4，A^5 の同定がやや難しい．術前に CT で不全分葉が予測されるときはどのレベルから A^4，A^5 がどのように分岐しているか確認しておくと良い（**動画 1-7**）．不全分葉時の別の方法として，肺門側から肺動脈本幹に沿って背側から葉間を切離して肺動脈を露出する方法も報告されている．

▶ **動画 1-7**　3 ポート左下葉切除術

1例目は葉間切離先行法，2例目は肺門処理先行法．左下葉も右下葉と同じ理由で，できれば葉間切離先行法の方が良い．

1) 助手は下葉肺をソラココットンで頭側に牽引し，肺靱帯が見にくいときにはもう1本のソラココットンで横隔膜を尾側に圧排して，肺靱帯が見えるように術野展開を行う．肺靱帯内には血管があるので Vessel sealing device で切離する．
2) 肺靱帯を #9 を付けながら下肺静脈下縁まで切離する（図 1-56）．

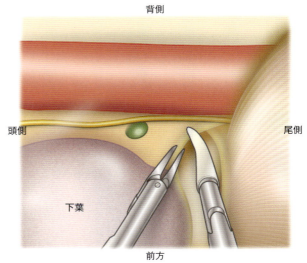

図 1-56　左肺靱帯の切離

3) 背側の縦隔胸膜を肺門頭側まで切離し，背側の気管支，肺動脈本幹を露出する．肺動脈は可能であれば A^6 の根部まで露出する．
4) 左下肺静脈の前方と背側の血管鞘を血管壁から剥離し，左下肺静脈を露出してテーピングする（図 1-57）．ステープラーをポート②から挿入して切断する．上肺静脈下縁と下葉気管支を周囲組織から剥離し露出する．

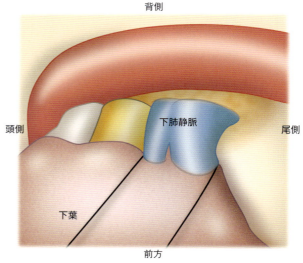

図 1-57　左下肺静脈の切離

5) 分葉が良ければ葉間の肺動脈を露出する（図 1-58）．

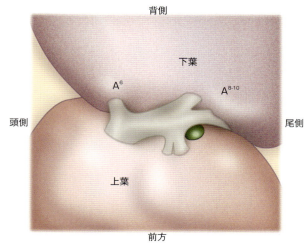

図 1-58　左葉間肺動脈の露出

6）葉間から $A^{1+2}c$ と A^6 の間に弱弯ソラメットトンシル（ケリー）の先端を置く（図 1-59A）．助手が下葉肺を前方に脱転すると背側の肺門，肺動脈は露出してあるのでソラメットトンシル（ケリー）の先端は肺門背側に出ているはずである（図 1-59B）．

テーピングを行い，上葉と S^6 間の葉間をステープラーで切離する．

7）助手は上肺静脈下縁と左主気管支の間を見せるようにソラココットン®2本を使用して肺を背側に圧排する．術者は上肺静脈下縁と下葉気管支の間，もし見えるのであれば＃11の末梢側に強弯ソラメットトンシル（ケリー）の先端を置く（図 1-60A）．その後，助手は葉間を見せるように下葉肺を下ろす．強弯ソラメットトンシル（ケリー）の先端は A^5 と A^8 の間で＃11リンパ節の末梢側にあるはずである（図 1-60B）．テーピングを行い，舌区と下葉の間の葉間をステープラーで切離する．

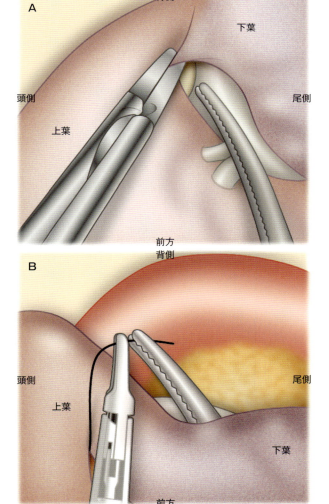

図 1-59　左上下葉間（背側）の切離

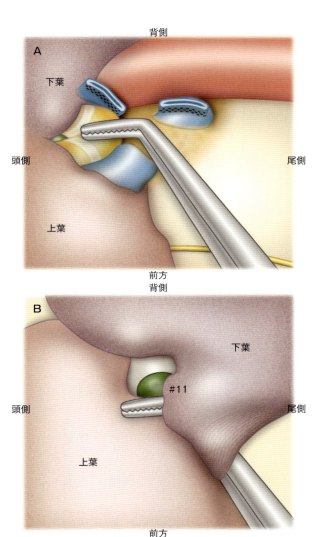

図 1-60　左上上葉間（前方）の切離

第 1 章　胸腔鏡下肺切除術

8）下葉に向かう肺動脈をテーピング後，ステープラーで切離する（図1-61）．肺門のリンパ節の郭清は肺動脈を切断した後に行った方が肺動脈が邪魔にならずやりやすい．

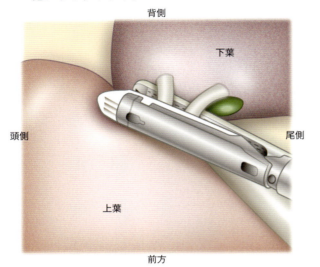

図1-61　左下葉肺動脈の切離

9）#11リンパ節を切除肺につけ，下葉気管支をステープラーで切離する（図1-62）．

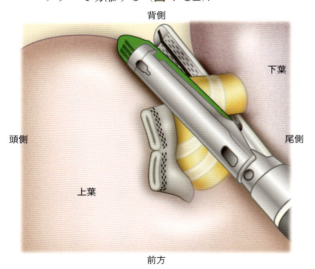

図1-62　左下葉気管支の切離

10）不全分葉の場合は肺門処理先行法で行う．

11）下肺静脈を切離後，肺門背側で左下葉気管支と肺動脈本幹，できればA^6根部を露出する（図1-63）．

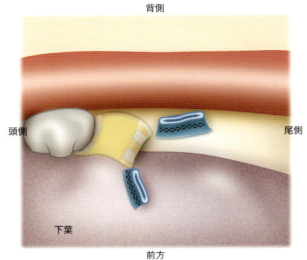

図1-63　肺内処理先行法

12）肺門前方で左上葉と下葉の気管支の股を露出する（図1-64）．

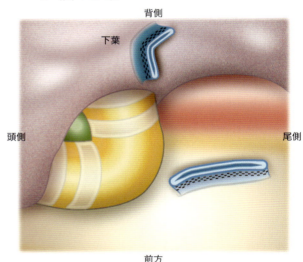

図1-64　#11リンパ節の露出

13）A^6が背側から処理できる場合は切離すると気管支がテーピングしやすくなるが，難しい場合も多い．下葉気管支を背側の肺動脈に注意しながらテーピングし（図1-65A），左下葉気管支を切離する（図1-65B）．

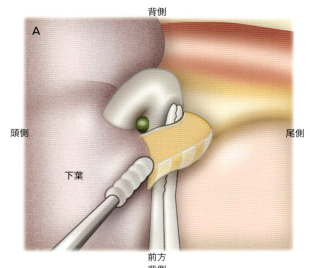

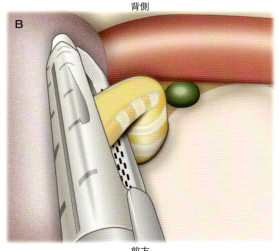

図 1-65 肺内処理先行法時の左下葉気管支の切離

14) 葉間肺動脈が露出されるので舌区枝を切断しないように十分肺動脈の走行を確認した後（図1-66），下葉に向かう肺動脈をテーピングし，切離する．

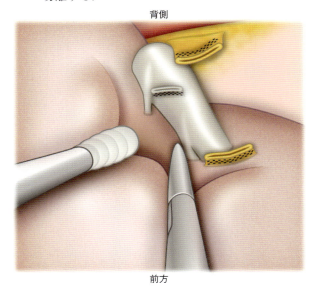

図 1-66 肺内処理先行法時，気管支切離後の肺動脈同定

15) 最後に葉間をステープラーで切離する．

3 胸腔鏡下3ポート肺区域切除術

基本的には肺葉切除と変わらない．各区域間の血管の走行のバリエーションは術前にCTで確認しておく．区域間の同定には切除区域含気法，切離区域虚脱法，ジェットベンチレーション併用法，切離予定の区域気管支から空気を注入する方法，ICGを使用する方法などが報告されている．筆者は，特に特別な器具や薬のいらない切離区域虚脱法で行っている．麻酔科と協力して残存予定の肺をゆっくり膨らませることが重要である．区域間の切離に関しては残存肺ができるだけ広がるように電気メスで切離する施設も多いと思われるが，筆者は術後の気漏は少ない方が良いと考えていること，ステープラーで切離しても長期的には肺は広がると考えていることから，区域間は可能な限りステープラーを使用している．区域間静脈を確認しながら最低限電気メスで肺を切離して，区域間静脈の走行を確認後にステープラーを使用する．ここでは代表的な右S^6区域切除について述べる．

A 右 S^6 区域切除術

1) 肺門背側の縦隔胸膜を切開し，下肺静脈の血管鞘を把持し，血管を血管鞘から剥離し，下肺静脈を露出する．
2) 後の葉間切離のため #11s を露出し，#11s と末梢肺の間を剥離しておく．
3) V^6a,b,c の走行を確認する．V^6b は S^6 と S^{8-9}，V^6c は S^6 と S^{10} の間を走行するので残し，V^6a のみをテーピングし，切断する（図1-67A）．細いので中枢のみ結紮し，末梢側は Vessel sealing device で切離する．
4) B^6 の背側を末梢まである程度剥離しておく．
5) 葉間からの処置に移る．葉間胸膜を切離し，葉間の肺動脈を露出する．A^6 と Asc. A^2 を確認する．
6) 助手が肺を前方に圧排して術野展開し，背側の

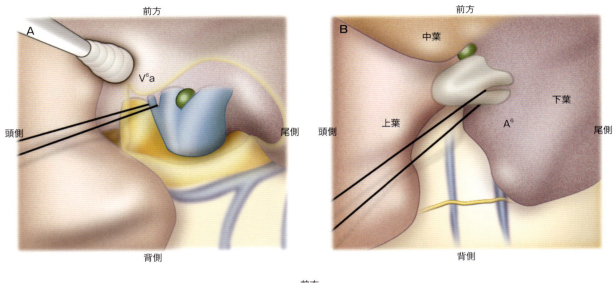

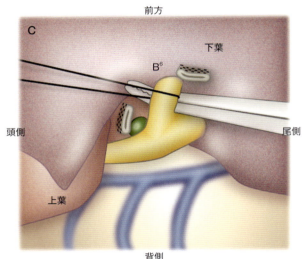

図 1-67　右 S^6 区域切除術

A：V^6a,b,c の走行を確認する．V^6b は S^6 と $S^{8,9}$，V^6c は S^6 と S^{10} の間を走行するので残し，V^6a のみをテーピングし切断する．
B：A^6 をテーピングの後に切断する．
C：B^6 をテーピングする．

#11s を見せる．術者は強弯ソラメットトンシル（ケリー）の先端を #11 と肺の間に挿入し，助手が前方に圧排していた肺を背側に下ろすと強湾ソラメットトンシル（ケリー）の先端は A^6 の頭側に出るはずである．術者は強弯ソラメットトンシル（ケリー）の先端を葉間の Asc. A^2 と A^6 の間に通す．テーピング後，ステープラーをポート①から挿入し，葉間を切離する．

7）A^6 をテーピングの後に切断する（図 1-67B）．
8）A^6 の背側に B^6 があるので気管支周囲組織を気管支から剥がし，B^6 をテーピングする．このとき，B^6 気管支を左手の鑷子で直接把持すると通しやすい（図 1-67C）．
9）麻酔科医に気管支鏡で B^6 気管支がテーピングされていることを確認してもらう．B^6 気管支を弱弯ソラメットトンシル（ケリー）でクランプする．

麻酔科医に 5 cmH$_2$O から開始し，徐々に気道内圧を上げてもらう．区域間がわかれば，そこをピオクタニン（色素）でマーキングする．COPD があるとわかりにくい．近年報告されている ICG による区域間の同定は優れた方法だと思うが，筆者には経験がない．

10）B^6 を切断する．通常はステープラーを使用しているが，単結紮でも良い．ステープラーを通すときは，通すスペースが狭いため，ペンローズドレーンをガイドにして通している．
11）葉間側から V^6b，V^6c の周囲組織をフック型電気メスやベッセルシーラーで切開し，その走行を確認する．区域間がある程度立体的に確認できたら，残りはピオクタニンのマークと V^6b，c の走行を確認しながら区域間をステープラーで切離する．

4 縦隔リンパ節郭清

縦隔リンパ節郭清は施設ごとにいろいろな工夫があり，学会でも素晴らしい手技を多く拝見する．ここでは当院で通常行っている郭清を示す．

A 右縦隔リンパ節郭清

1 右胸腔からの気管分岐下リンパ節郭清

右胸腔からの気管分岐下リンパ節郭清は前方アプローチと後方アプローチがあるが，前方からでは食道付近が観察しにくい．筆者は基本的に後方アプローチで行っている（動画 1-8）．

> ▶ **動画 1-8 右気管分岐下リンパ節郭清**
>
> 右中葉切除後の #7 リンパ節郭清．本症例では V^2 が気管支の背側を走行していたため V^2 を温存して行っている．右下肺静脈上縁を確認後，まず右下肺静脈上縁より頭側の #7 リンパ節と脂肪組織を迷走神経と食道から左主気管支が確認できるところまで剥離する．その後，#7 リンパ節と脂肪組織を中間気管支幹と心膜から剥離してリンパ節と脂肪組織を一塊に切除する．

1） 助手は，ソラココットン®大や肺鉗子を使用して気管分岐下が右胸腔に引っ張り出されるように，前側方に肺を持ち上げるように引っ張り上げる．助手はもう一方の手で吸引管やソラココットン®

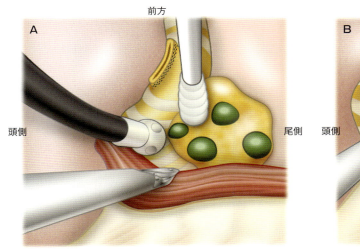

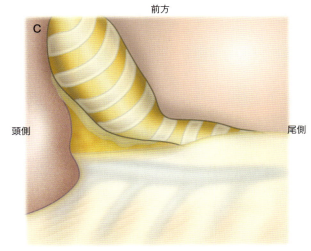

図 1-68 右胸腔からの気管分岐下リンパ節郭清手技
A：迷走神経を確認し，迷走神経と食道から気管分岐下の脂肪組織を剥離しておく．
B：下肺静脈上縁から頭側に向かって，脂肪組織を心膜と中間気管支幹から剥離する．
C：左主気管支を確認しながら心膜と左主気管支から #7 リンパ節および脂肪組織を剥離して，リンパ節と周囲脂肪組織を一塊に切除する．

を持って，術者をサポートする．
2) 縦隔胸膜を切開していなければ，下肺静脈の上縁から縦隔胸膜を頭側に向かって奇静脈弓の下縁まで切開する．このとき，気管支動脈を切断することもあるが，特に右下葉切除の場合は血行障害による気管支断端瘻の発生を減らす目的で可能な限り温存する．
3) 迷走神経を確認し，迷走神経と食道から気管分岐下から左主気管支の脂肪組織を剥離しておく．この操作によって郭清する気管分岐下リンパ節の背側面が決定される（図1-68A）．
4) 下肺静脈上縁から頭側に向かって脂肪組織を心膜と中間気管支幹から剥離する（図1-68B）．助手は左手のソラココットン小を中間気管支幹に引っ掛けて上方に引っ張り上げ，術者が#7リンパ節全体が見えるようにする．助手は右手で吸引管やソラココットンを持ち，術者をサポートする．
5) 気管分岐下の股から#7リンパ節を外し，左主気管支を確認しながら心膜と左主気管支から#7リンパ節および脂肪組織を剥離して，リンパ節と周囲脂肪組織を一塊に切除する（図1-68C）．

2 右上縦隔郭清

上縦隔郭清は頭側から尾側に向かって行っている施設が多いかもしれない．筆者は開胸手術時は頭側から尾側に向かって行っていたが，胸腔鏡手術では画面手前から操作した方が見にくい場所が少なくなるとの考えから，胸腔鏡手術では尾側から頭側に向かって行っている．背側は迷走神経と気管，前方は上大静脈，頭側は腕頭動脈上縁，尾側は気管分岐部および肺動脈A[1-3]，縦隔側は心膜からリンパ節を含んだ脂肪組織を郭清する．筆者は迷走神経より背側に向かう右反回神経は確認していない（動画1-9）．

▶ **動画1-9 右上縦隔リンパ節郭清術**

右中葉切除後の上縦隔リンパ節郭清．すでに#7および#11sは郭清されている．上縦隔の胸膜を切離後，まず迷走神経と気管を露出してリンパ節郭清の背側縁を決定する．前方の脂肪組織とリンパ節を上大静脈と心膜から剥離する．心膜の層まである程度剥離出来たら，奇静脈より尾側の脂肪組織とリンパ節を，上大静脈，肺動脈A[1-3]から剥離し，気管気管支心膜靱帯（気管心嚢膜）を切離して心膜を露出する．脂肪組織とリンパ節を，奇静脈をくぐらせて頭側に心膜から剥離し，迷走神経と腕頭動脈上縁が重なる位置で切離して上縦隔リンパ節と脂肪組織を一塊に切除する．

1) 奇静脈弓尾側から奇静脈弓を越えて腕頭動脈まで横隔神経から1cm程度背側の縦隔胸膜をVessel sealing deviceで縦切開する．切開された縦隔胸膜背側の迷走神経を同定し，奇静脈弓より頭側の脂肪組織を迷走神経から剥離する．このとき細かい神経の分枝があるが，Vessel sealing deviceで切離する．気管を露出するようにリンパ節と脂肪組織を気管から前方に剥離する（背側の郭清）（図1-69）．

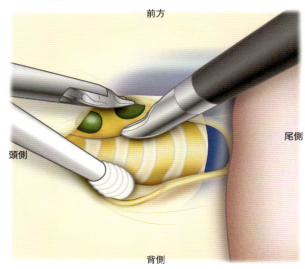

図1-69 右上縦隔郭清手技1
気管を露出するようにリンパ節と脂肪組織を気管から前方に剥離する．

2) 奇静脈より頭側の脂肪組織を上大静脈から剥離する．このときはソラココットン®小を使用して鈍的に行うと上大静脈と脂肪組織の境がわかりやすい．必ず上大静脈に脂肪組織から小さな枝が1〜2本入り込んでいるので，それをVessel sealing deviceで切離する（前方の郭清）．このとき心膜の層まで深く剥離して心膜を露出しておくと良い（図1-70）．

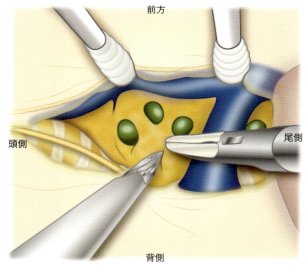

図1-70 右上縦隔郭清手技2
奇静脈より頭側の脂肪組織を上大静脈から剥離する．

3) 奇静脈弓をソラメットトンシル（ケリー）で通し，

奇静脈弓に頭側の脂肪組織から小さな静脈が入り込んでいないか確認する．小さな枝があればVessel sealing deviceで切離する．

4) 奇静脈弓より尾側の脂肪組織は，背側は右主気管支～気管分岐部，尾側はA^{1-3}，前方は上大静脈，縦隔側は心膜を露出するように剥離する．このとき気管気管支心膜靱帯を破らないと#4Rは出てこない．助手は適時，奇静脈弓や上大静脈をソラココットン小や吸引管を使用してよけて，術者が手術を行いやすいように術野展開を行う（図1-71A）．ある程度剥離できたら，リンパ節と脂肪組織を奇静脈弓から頭側にくぐらせて頭側に引っ張り出す（図1-71B）．

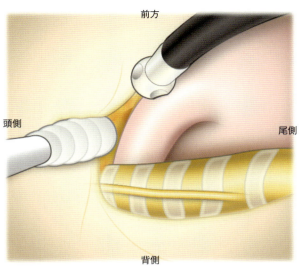

図1-72 右上縦隔郭清手技4
リンパ節と脂肪組織を奇静脈弓から頭側にくぐらせて，頭側に引っ張り出す．

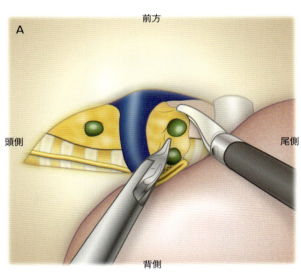

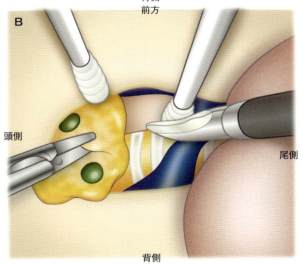

図1-71 右上縦隔郭清手技3
奇静脈弓より尾側の脂肪組織は，背側は右主気管支～気管分岐部，尾側はA^{1-3}，前方は上大静脈，縦隔側は心膜を露出するように剥離する．

5) 心膜の層でリンパ節と脂肪組織を頭側に剥離し，腕頭動脈上縁で切離する（図1-72）．

B 左縦隔リンパ節郭清

1 左胸腔からの気管分岐下リンパ節郭清

左胸腔からの気管分岐下リンパ節郭清にも肺門の前方からのアプローチ（上葉切除時）と後方（背側）からのアプローチがある．筆者は特にやりにくさを感じないため，上葉切除でも下葉切除でも背側から行っている（動画1-10）．郭清範囲は，前方は心膜および右肺静脈，縦隔側は右主気管支，背側は食道，頭側は気管分岐部，尾側は左下肺静脈である．

▶ 動画1-10 左気管分岐部リンパ節郭清
他院での右肺癌術後に#7リンパ節腫大を生じ，左胸腔アプローチで#7リンパ節郭清を行った症例．浅いところから深いところへ順に郭清を行っている．途中リンパ節把持鉗子でリンパ節を把持しているが，リンパ節を破壊しないように注意する．

1) 下肺静脈の上縁より頭側に縦隔胸膜を切開する．迷走神経を確認して迷走神経本幹からリンパ節周囲脂肪組織に入り込む索状物は切離する．脂肪組織とリンパ節を下肺静脈上縁から頭側に向かって心膜と食道から剥離する（図1-73A）．
2) 助手は左手で胸腔鏡用の自由鉤を食道と気管分岐部の間に入れて術野を広げる（図1-73B）．右手で吸引管やソラココットン®を持って術野展開と吸引を行う．
3) 脂肪組織とリンパ節を尾側から頭側に向かって心膜と左主気管支から剥離する．
4) 気管分岐部まで剥離できたら，脂肪組織とリンパ

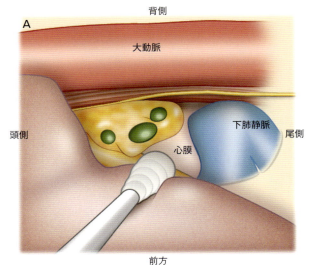
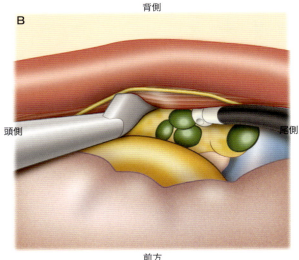

図 1-73 左胸腔からの気管分岐下リンパ節郭清手技

A：脂肪組織とリンパ節を下肺静脈上縁から頭側に向かって心膜，左主気管支および食道から剥離する．
B：助手は，左手で胸腔鏡用の自由鉤を食道と気管分岐部の間に入れて術野を広げ，右手で吸引管やソラココットン®を持って，術野展開と吸引を行う．
C：気管分岐部まで剥離できたら，脂肪組織とリンパ節を右主気管支から剥離し，気管分岐下リンパ節を含む脂肪組織を一塊に切除する．

節を右主気管支から剥離し，気管分岐下リンパ節を含む脂肪組織を一塊に切除する（図 1-72C）．

2 左上縦隔郭清

左胸腔からの上縦隔郭清では #11〜#4L，#5，#6 は別に郭清している（動画 1-11）．

▶ 動画 1-11 左上縦隔リンパ節郭清

本症例では #5，6 と #11〜#4R は別に郭清している．

1) 通常，左上葉気管支と下葉気管支の間にある #11 は切除肺に付け，連続する #10，#4L は別に切除している（図 1-74A）．#11 リンパ節から #10 につながるリンパ節を，連続して切除しても良い（左上葉切除の場合は，肺動脈下幹があるので，助手に肺動脈を圧排してもらって肺動脈をくぐらせる必要がある）．
2) #10 を含む脂肪組織を迷走神経に沿って左主気管支から気管支壁を露出するように剥離する（図 1-74B）．
3) 縦隔胸膜を切離しながら迷走神経を頭側に順に露出する．このときに迷走神経の心臓枝があるので，明らかに反回神経でなければ Vessel sealing device もしくはハサミで切離する．わかりにくいときは残しておき，反回神経を確認後に切離する．
4) 反回神経を確認後，左主気管支を露出するように迷走神経より前方の脂肪組織を切除し，#11〜#4L を一塊に切除する（図 1-74C）．
5) 左横隔神経より前方で上縦隔の縦隔胸膜を大動脈弓上縁まで切開する．脂肪組織を左主肺動脈，大動脈弓を露出しながら頭側に剥離し，大動脈弓上の迷走神経とそれにつながる反回神経の走行を確認しながら迷走神経と横隔神経の間の脂肪組織とリンパ節を心膜，肺動脈・大動脈壁から剥離し切除する．これにより #5，#6 が一塊に切除される（図 1-74D）．

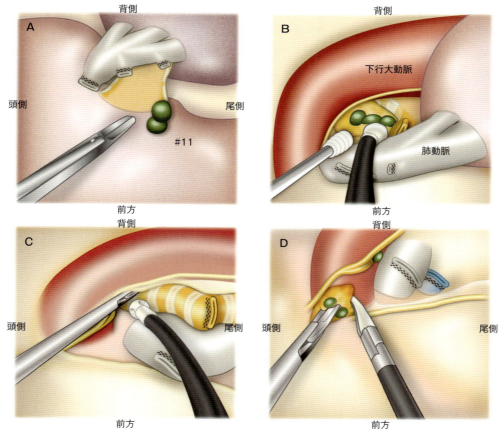

図 1-74 左上縦隔郭リンパ節郭清手技
A：左上葉気管支と下葉気管支の間にある #11 は切除肺に付け，連続する #10，#4L は別に切除している．
B：#10，#11 を含む脂肪組織を迷走神経に沿って左主気管支から気管支壁を露出するように剥離する．
C：左主気管支を露出するように迷走神経より前方の脂肪組織を切除し，#11〜#4L を一塊に切除する．
D：迷走神経と横隔神経の間の脂肪組織とリンパ節を心膜，肺動脈・大動脈壁から剥離し切除する．

5 単孔式肺葉切除術＋縦隔リンパ節郭清

　世界の低侵襲手術の状況を見ていると，これからは単孔式肺葉切除を行う施設が増えると思われる．世界中に広まりつつある Diego Gonzalez-Rivas 先生の方法とは異なるが，筆者の行っている方法を紹介する．（図 1-75）

1 患者選択

　適応とならない症例はリンパ節が肺の血管にしみ込んでいて安全に剥離ができない場合など，胸腔鏡手術の非適応と同じである．単孔式手術では触診が難しい．

2 準備器具

　5 mm 30°斜視の胸腔鏡カメラスコープ，5 mm のストルツカメラポート，単孔式手術用鉗子（スキャンラン），単孔式手術用肺鉗子（スキャンラン），ソラメットトンシル鉗子，内視鏡手術用鑷子（ガイスター横曲がり），長い吸引鉗子，他（手術準備マニュアル参照）．

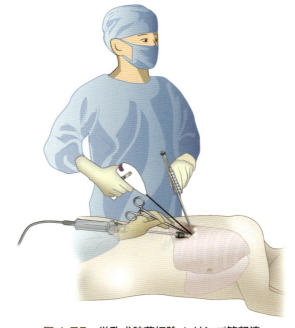

図 1-75 単孔式肺葉切除＋リンパ節郭清

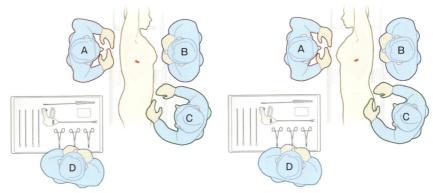

図 1-76　単孔式肺葉切除医師看護師の立ち位置

術者（A）は，左右どちらの手術でも患者の右側に立ち，助手（B）は患者の左側に立つ．スコピスト（C）は助手の尾側に立つ．看護師（D）は術者の尾側に立つ．この方法では，Diego Gonzalez-Rivas 先生の方法と異なり，術者が常に右側に立つため切開創は腋窩前線ではなく腋窩中線に置く．

3　麻酔，患者体位および外科医，看護師の配置

　全身麻酔下に分離肺換気とする．体位は側臥位とする．筆者はモニター反転法で行っているが，見上げ法でも可能である．外科医，看護師の配置は3ポート肺切除と同様で，術者は患者の右側，助手は患者の左側，スコピストは助手の尾側に立つ．看護師は患者の右側で術者の尾側に立つ（**図 1-76**）．単孔式右上葉切除＋リンパ節郭清（**動画 1-11**）と左上葉切除＋リンパ節郭清の動画を示す（**動画 1-12**）．手順は3ポート法と同様である．

> ▶ **動画 1-12**　単孔式肺葉切除術＋縦隔リンパ節郭清
>
> 1例目は右上葉切除＋リンパ節郭清．ウーンドリトラクターを使用しない場合は，ポートを助手側の創に縫い付ける．ステープラーを血管の裏に通すコツは，ステープラーの先を曲げておくことである．2例目は左上葉切除＋リンパ節郭清．ウーンドリトラクターを使用し，Vessel sealing device にはハーモニックスカルペルを使用している．ハーモニックスカルペルのアクティブブレードは血管側に向いていない方が良いが，もし血管側に向いている場合はアクティブブレードが血管に触れないように注意する．

4　手術手技（動画 1-12）

1) 右上葉切除＋縦隔リンパ節郭清の方法を示す．術者は単孔式肺鉗子を使用して肺上葉（必要であれば中葉も一緒に）を把持して，肺を背側に圧排し，肺門前方が見えるように術野展開を行う．肺門前方の視野が展開できたらその肺鉗子を助手に持たせる．

2) 術者は左手にガイスター鑷子（縦開き）で中葉の肺静脈付近より縦隔胸膜を把持し，右手のリガシュアーメリーランドの先端のジョウの開閉で縦隔

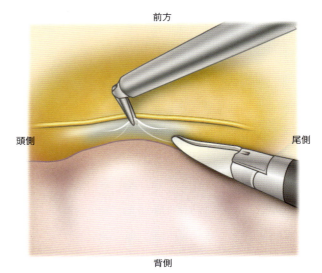

図 1-77　単孔式肺葉切除＋リンパ節郭清手技 1

左手にガイスター鑷子（縦開き）で中葉の肺静脈付近より縦隔胸膜を把持し，右手のリガシュアーメリーランドの先端のジョウの開閉で縦隔胸膜を切開する．

胸膜を切開する（**図 1-77**）．その後，縦隔胸膜の切開創を肺門に沿ってリガシュアーメリーランドで凝固切開切離しながら頭側に延ばし，奇静脈の尾側を経由して右上葉気管支の頭側まで縦隔胸膜を切開する．

3) 肺静脈 V^{1+2+3} の血管鞘を左手のガイスター鑷子で把持して，右手のリガシュアーメリーランドタイプで V^{1+2+3} の血管から剥離を行い，V^{1+2+3} を露出する．V^{1+2+3} を単孔式用鉗子 SCANLAN® Gonzalez-Rivas Dissector（単孔式手術用ダイセクター）で通す（**図 1-78**）．絹糸をリング状にして単孔式用ケリーの先端に把持し，血管を通して，リング状にした糸を血管を越えたところに置いてくる．置いてきた糸を血管からいったん抜いた単孔式手術用ダイセクターで拾い，血管のテーピングを行

う．テーピングの糸を引っ張ると，糸が糸のこぎりのようになって血管を損傷することがあるので，鉗子で血管に負担がかからないように操作する．テーピングを行った後，先端を地面と平行に曲げたステープラーで切断する．

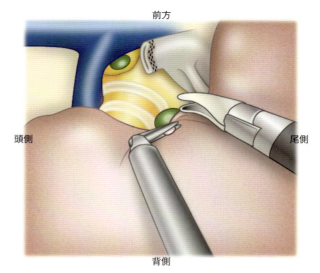

図 1-79　単孔式肺葉切除＋リンパ節郭清手技 3
上葉気管支と中間気管支幹の肺門前方の股にある #11s と上葉気管支の間を剥離する．

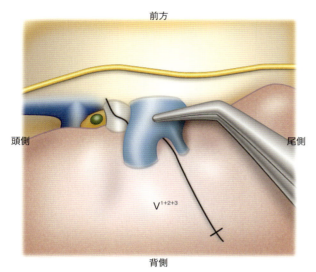

図 1-78　単孔式肺葉切除＋リンパ節郭清手技 2
V^{1-3} を単孔式用鉗子 SCANLAN® Gonzalez-Rivas Dissector（単孔式手術用ダイセクター）で通す．

4）A^{1-3} の表面の血管鞘を把持して血管から剥離し，A^{1-3} を露出する．単孔式手術用ダイセクターで通した後，絹糸でテーピングしてステープラーで切断する．
5）Asc. A^2 の分岐が切離しやすい場所であればこの段階で切離する．末梢であれば気管支切離後に切離する．Asc. A^2 が細ければ中枢側を結紮し，末梢側はベッセルシーラーで切離する．単孔式手術でも結紮手技は 3 ポートと変わりはない．
6）助手は #11s，#12u の露出のために吸引などで肺動脈を尾側に圧排する．気管支梢を把持して気管支を露出し，肺門前方の #11s，#12u を肺末梢側に付けるように郭清する．このとき上葉気管支と中間気管支幹の肺門前方の股にある #11s と上葉気管支の間をリンパ節を壊さないように剥離する（図 1-79）．

7）単孔式手術用の肺鉗子で肺を前方に圧排し，背側の肺門が見えるように術野展開を行う．#7 リンパ節付近より頭側に縦隔胸膜を切開し，肺門前方から切開した縦隔胸膜の切開部とつなげる．
8）肺門背側の #11s のリンパ節を確認する．背側の #11s リンパ節と上葉気管支の間を剥離する（図 1-80）．

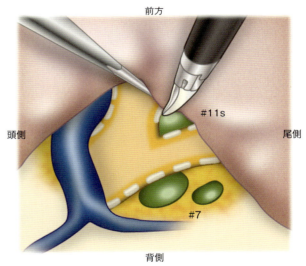

図 1-80　単孔式肺葉切除＋リンパ節郭清手技 4
背側の #11s リンパ節と上葉気管支の間を剥離する．

9）助手は再び肺を背側に圧排し，肺門前面の上葉気管支が見えるように術野展開を行う．
10）術者は単孔式手術用の弱湾ソラメットトンシル（ケリー）を先に剥離しておいた上葉気管支と中間気管支幹の肺門前方の股から背側に通す（図 1-81）．このときもステープラーを縦隔と平行な方向に屈曲させると挿入が容易になる．助手

は上葉気管支根部が見にくいようであれば，肺動脈を吸引鉗子で圧排して上葉気管支根部を露出する．

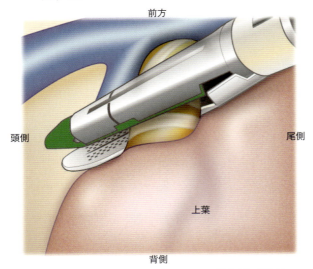

図 1-81　単孔式肺葉切除＋リンパ節郭清手技 5
右上葉気管支をテーピングし，ステープラーで気管支を切断する．

11) #11sリンパ節を上葉気管支末梢に向けて郭清を行い，切除肺に付けておく．S^6と郭清された#11sリンパ節の間にステープラーが挿入できるスペースがあることを確認する．
12) 上中葉間を確認してピオクタニンでマーキングし，葉間をステープラーで切断する．通常60 mmのステープラーを2～3回使用する．ステープラーの先端で肺動脈を損傷しないように慎重に操作する．

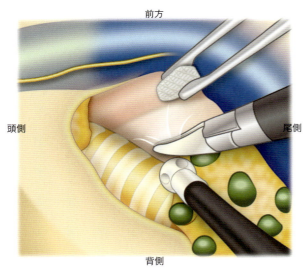

図 1-82　単孔式肺葉切除＋リンパ節郭清手技 6
上縦隔リンパ節郭清においては，助手が可能な限り上大静脈や奇静脈などを吸引管などで圧排し，術野を展開する．動画1-12では通常の長さの吸引管が使用されているが，長い吸引管を使用すると術者の手との干渉を避けられる．

13) 上縦隔リンパ節郭清においては助手が可能な限り上大静脈や奇静脈などを曲がった長い吸引管やソラココットンなどで圧排し，術野を展開する（図 1-81）．
14) 傍脊椎ブロックカテーテルは肩甲骨より背側から第6肋間の壁側胸膜外に留置する．

5　コツと pitfall

1) 助手の術野展開が肺鉗子1つでは難しい場合はソラココットン大2つで行うこともできる．
2) 手術は第6肋間からどの肺葉でも問題なく可能であるが，右下肺静脈，中葉の肺動静脈と気管支はステープラーを通しにくい印象がある．ある程度血管や気管支を末梢まで剥離しておいてからステープラーを挿入した方が良い．ステープラーが通しにくいときは糸で結紮して切離しても良い．
3) 器具間の干渉を少しでも少なくするために，ステープラーなど曲げられるものは曲げて使用する．
4) ステープラーは先端が見やすい先端が曲がったカーブドチップを推奨する．先端を地面と平行な方向にしっかり屈曲させておくことが血管に通すときのコツである．先端を血管の裏に挿入したら，ゆっくりステープラーを進めるとステープラーの先は自ずと屈曲されているので，縦隔に向かうことなく挿入できる．
5) 単孔式のリンパ節郭清では，助手が肺鉗子以外に吸引管などで術野展開することが必要になる．リンパ節郭清時は1つの創から合計5つ（カメラ，術者の左右の手の鉗子，助手の肺鉗子と吸引管）の器具が挿入される．吸引管は長いものの方が術者の手と干渉しにくく使い勝手が良い．現時点ではなかなか良いものがなく，新しい器具の開発が望まれる．
6) 縫合する場合も持針器は長いものを使用して左手の鑷子と干渉しないようにする．

6 da Vinci® ロボット支援肺葉切除術＋縦隔リンパ節郭清（図1-83）

1 患者選択

ロボット手術の適応とならない症例は，リンパ節が肺の血管にしみ込んでいて安全性が確保できない場合など，胸腔鏡手術の非適応と同じである．

2 準備器具

da Vinci® 器材：da Vinci® 用ポート（ステープラー用12 mm×2，カメラおよび鉗子用10 mm×2），リデューサー×2，メリーランドバイポーラもしくはスパチュラ，フェネストレーテッドバイポーラ，ディベーキーフォーセプス，他（手術準備マニュアル参照）．

3 麻酔，患者体位および外科医，看護師の配置

全身麻酔下に分離肺換気とする．体位は側臥位とする．Xi システムの外科医，看護師の配置を示す．（図1-84）．

4 手術手技（動画1-13）

Xi システム使用，リトラクションアームあり，CO_2 送気あり，da Vinci® ステープラーを使用，第5肋間に助手用ポートを挿入した5ポート使用の場合の右下葉切除術の手順を示す．ポートの挿入位置は，どの部位の手術でも同じ配置で行っている．

▶ 動画1-13 ロボット支援肺葉切除＋縦隔リンパ節郭清

1例目は，da Vinci® ステープラーを使用した右下葉切除＋リンパ節郭清．最初はリトラクションアームを一番背側のポートに挿入して，肺を牽引して術野展開を行っているが，＃7リンパ節郭清と上縦隔リンパ節郭清時はリトラクションアームを背側ポートから一番前方のポートに移動（ポートホップ機能）して手術を行っている．この症例では助手が第5肋間から術者をサポートしている．2例目はda Vinci® ステープラーを使用しない右下葉切除＋リンパ節郭清．この症例では，助手が第9肋間の助手用ポートから吸引やステープリングを行っている．

1) 第8肋間前腋窩線上に，術者の右手鉗子用のステープラー挿入ができる12 mm ポートを，第8肋間の肩甲骨下端よりさらに背側にリトラクションアーム用の8 mm ポートを挿入する．この挿入された2つのポート間を3等分して前から順に，第8肋間にカメラ用の8 mm のポート，術者の左手用の12 mm のポートを挿入する．第5肋間に助手用に CO_2 が送気できるエアシール®12 mm ポートもしくは4 cm 切開して CO_2 が送気できるアルノート® 単孔式手術用ポート（図1-85）を挿入する（図1-86）．ポート間は，Xi システムでは最低4 cm，推奨8 cm 以上空けなくてはならない．

2) 第5肋間のポートから助手がサポートする場合は，助手が患者の前方に立つため，da Vinci® Xi ペイシェントカートを患者の背側からドッキングする．緑色のターゲッティングレーザーの十字線をカメラポート挿入部位に合わせるようにペイシェントカートを移動する．カメラポートを3番アームに

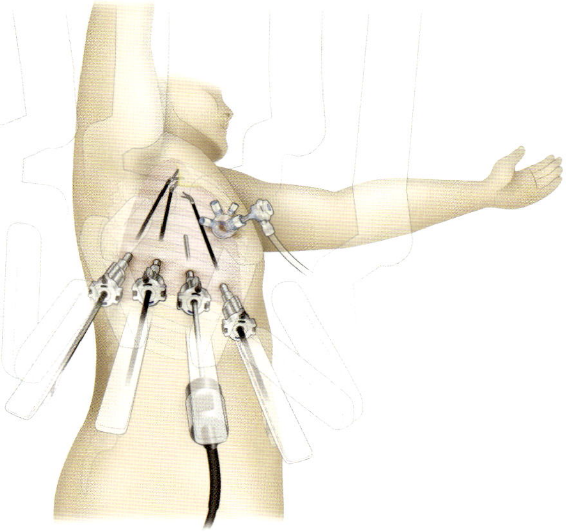

図1-83 da Vinci® ロボット支援肺葉切除術

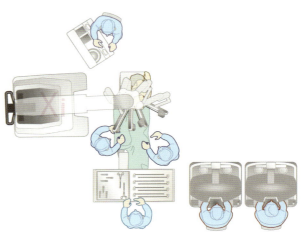

図1-84 da Vinci® Xi システム使用時のda Vinci® ロボット支援肺葉切除時の配置

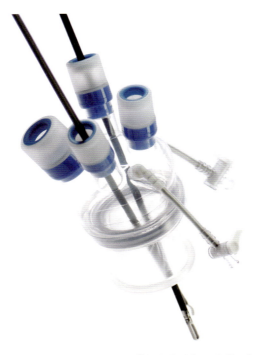

図 1-85　アルノート®単孔式手術用サポート
（アルフレッサファーマ株式会社）

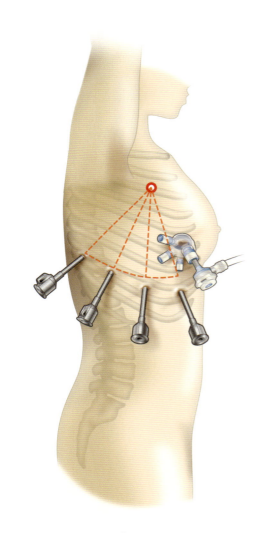

図 1-86　da Vinci®肺葉切除ポート位置

ドッキングし，カメラスコープを30°斜視 up で装着する．他のポートはまだ装着しない．

3) ペイシェントカートのブームの高さ，位置および方向軸を決定するためにターゲッティングを行う．システムが「Point at target anatomy and press and hold the targeting button」と指示するので，ターゲット部位に緑色のターゲッティングレーザーの十字線を合わせて，カメラポートが動かないようにしっかりポートを把持しながらターゲティングボタンを押し続ける．筆者はターゲット部位を，右側の肺葉切除では奇静脈弓もしくは胸腔頭頂，左側の肺葉切除では#5リンパ節辺りにしている．ビープ音が3回鳴って，ブームがローテーションし，ブームが再配置される．残りのポートを da Vinci® アームにドッキングする．アームの間隔を調整する．アーム間に拳1つ程度の間隔を持たせる．

4) カメラを up にし，ポートの深さの確認と鉗子の挿入を行う．まず，一番前方の4番アームに接続されたポートを胸腔内から観察するが，他のアームが邪魔になって観察しにくい．他のアームは避けておいて，3番アームに接続されたカメラアームを動かし，斜視をうまく使用して挿入部を観察する．一番前方のポートが見えたら，ポートの深さをカメラで観察しながらポートに描かれた太い線（リモートセンター）が肋骨の位置に来るように調節する．

5) 8 mmHg の圧で胸腔内に CO_2 の送気を行う．CO_2 送気を行うのであれば吸引が使用できるエアシール® が良い．エアシール® 以外の場合，吸引を使用すると胸腔内が陰圧となってしまうため，肺が膨らんでしまい視野が取れなくなってしまう．

6) 次に，その一番前方のポートに鉗子を挿入して，鉗子の先端を胸腔の中央付近まで見ながら移動する．各インストルメントがすべて一つの視野の中に入るようにしなくてはならない．

7) 鉗子の先端を胸腔の中央付近まで移動出来たら，一旦その鉗子は抜去する．この時，鉗子の先端の場所をシステムに記憶させておくため，アームクラッチボタンやポートクラッチボタンを押してはいけない．次に背側の2つのポート挿入部を観察する．もし3番アームのカメラアームが4番アームに当たって1番アームや2番アームに接続されたポート挿入位置が観察しにくければ，4番アームを，アームクラッチやポートクラッチのボタンを押さずにアームそのものを押さえるとアームを動かすことができる．このアームを押さえながら

カメラアームを見やすい場所に動かして背側のポートを観察する．まず一番背側のポートを観察して鉗子を挿入する．鉗子の先端を，カメラで確認しながら，胸腔の中央に移動させる．背側から2番目のポートから同様に鉗子を挿入する．最後に一番前方の4番アームに接続されたポートから鉗子を再挿入するが，システムは鉗子の先端の場所を覚えているので，アームクラッチやポートクラッチのボタンを押さずに鉗子を挿入すると，鉗子の先端は最初に挿入した場所に設置される．Siシステムでも手順は同様であるが，アームの番号がXiシステムとは異なっている．カメラスコープをdownにする．

8) 筆者は，主に左手にディベーキーフォーセプスを，右手にメリーランドバイポーラ（VIO®3 バイポーラカット出力5.5 ソフト凝固出力6を接続．VIO® 300Dでも良い）を使用して手術操作を行っている．術野展開は主に一番背側に挿入されているカディエールを装着したリトラクションアームが行う．

9) 助手と協力して術野を展開し，1番アームのリトラクションアームに装着したカディエールで右下葉肺を把持して頭側に牽引し，肺靭帯が見えるように術野展開を行う．

10) 2番アームの左手のディベーキーフォーセプスで縦隔胸膜を把持して，4番アームの右手のメリーランドバイポーラかスパチュラ（モノポーラ）で肺靭帯を切離する．その後，肺門前方の縦隔胸膜の切開を肺門に沿って頭側にのばし，奇静脈弓の尾側を経由して右上葉気管支の頭側縁まで縦隔胸膜を切開する．

11) 下肺静脈の血管鞘を左手のディベーキーフォーセプスで把持して，下肺静脈から剥離を行い，下肺静脈を露出してテーピングを行う．（図1-87）．

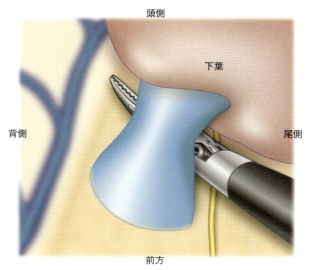

図 1-87 右下肺静脈の切離
下肺静脈をメリーランドバイポーラで通す．

12) 血管のテーピングは，筆者はメリーランドで行っているが，先端が細くて心配であれば，フェネストレーテッドバイポーラかカディエールで行う．テーピングの糸は，1-0絹糸を12 cmに切ったものを使用し（葉間は15～20 cm），糸を通したら糸の両端をda Vinci® ヘモクリップMLで留める．血管切断後，テーピングに使用した糸の切離は助手にしてもらい，切離された糸も助手に回収してもらう．

13) 下葉肺を前方に圧排し，下肺静脈の下縁と上縁が見えるように術野展開を行う．

14) 4番アームのメリーランドバイポーラを外して，da Vinci® ステープラー（白カートリッジで先端の曲がったもの）に交換し，下肺静脈を切断する．

15) 下肺静脈が切離されたら＃7リンパ節および周囲脂肪組織を右中間気管支幹，下肺静脈中枢側断端，心膜から外しておく．さらに中間気管支幹を末梢に追って，V4-5と下葉気管支と中葉気管支の股の間にある#11iリンパ節が確認できるところまで剥離しておく．

16) 1番アームのリトラクションアームに装着したカディエールで上葉を把持し，前方に牽引し，背側の肺門が見えるように術野展開を行う．＃7リンパ節付近より頭側に縦隔胸膜を切開し，肺門前方から切開した縦隔胸膜の切開部とつなげる．この時気管支動脈を損傷しないようにする．肺門背側の#11sのリンパ節を確認する．背側の#11sリンパ節と末梢肺の間を剥離する（図 1-88）．

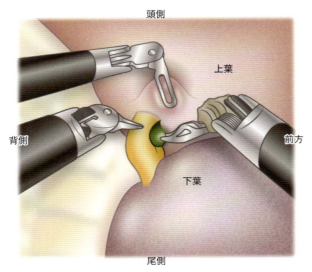

図 1-88　#11s リンパ節の露出

肺門背側の #11s のリンパ節を確認する．背側の #11s リンパ節と末梢肺の間を剥離する．

17）葉間肺動脈を露出する．
18）葉間肺動脈の A^6 と $Asc.A^2$ の間から #11s を壊さないように葉間から肺門背側にトンネリングを行い，テーピングの後，上下葉間をステープラーで切離する．
19）先に剥離しておいた肺門側の #11i と肺の間に鉗子を挿入し，葉間側の A^{7-8} と A^{4-5} の間に通して，テーピングを行う．中下葉間をステープラーで切離する．
20）A^{6-10} をメリーランドバイポーラで通し（図 1-89），12 cm に切った絹糸でテーピングを行った後，4番アームのメリーランドバイポーラを外し，ステープラーに替えて切断する．

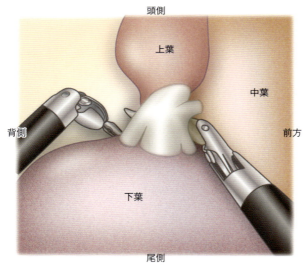

図 1-89　右下葉肺動脈の切離

A^{6-10} をメリーランドバイポーラで通す．

21）下葉気管支を切断する前に下葉をリトラクションアームで側方に持ち上げ，気管分岐部を引っ張り上げて #7 リンパ節郭清を行う．
22）中間気管支幹や肺を前方に牽引したいときは，カメラスコープを3番アームから2番アームに移動し，1番アームを術者の左手の鉗子に，3番アームに術者の右手のメリーランド鉗子に，リトラクションアームのカディエール鉗子を4番アームに換えると，鉗子同士が干渉することを防ぐことができる（ポートホップ機能）．
23）右下葉気管支をテーピングし，da Vinci® ステープラーで気管支を切断する．
24）アルノート® などの単孔式手術用のポートを使用していない場合は，切離された肺葉を体外に取り出してしまうと，切開創が大きくなってこれから行う縦隔リンパ節郭清時に CO_2 が漏れてしまう．縦隔リンパ節郭清が終わるまで切除肺を胸腔内の視野の邪魔にならないところに置いておく．
25）横隔神経から1 cm 程度背側の縦隔胸膜を，奇静脈弓尾側から腕頭動脈までメリーランドバイポーラかスパチュラで縦切開する．切開された縦隔胸膜背側の迷走神経を同定し，奇静脈弓より頭側の脂肪組織を迷走神経から剥離する．迷走神経をテーピングしてリトラクションアームで牽引しても良い．この時細かい神経の分枝があるがベッセルシーラー® やバイポーラで切離する．気管を露出するようにリンパ節と脂肪組織を気管から前方に剥離する（背側の郭清）．
26）筆者は，リトラクションアームで，奇静脈弓や上大静脈を避けて術野展開を行うため，カメラスコープを3番アームから2番アームに，1番アーム（一番背側のアーム）に術者の左手の鉗子に，3番アームに術者の右手のメリーランド鉗子に，リトラクションアームのカディエール鉗子を4番アーム（一番前方のアーム）に換えることが多い．奇静脈より頭側の脂肪組織を上大静脈から剥離する．必ず上大静脈に脂肪組織から1～2本小さな枝が入り込んでいるので，それをベッセルシーラー® で切離する（前方の郭清）．この時心膜の層まで深く剥離しておく（図 1-90）．

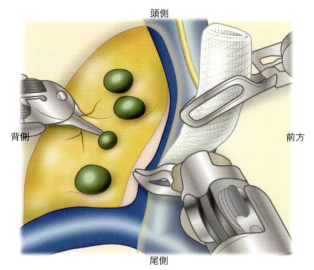

図 1-90　右上縦隔リンパ節郭清
奇静脈より頭側の脂肪組織を上大静脈から剥離する．

27) 奇静脈弓をメリーランドバイポーラで通し，奇静脈弓に頭側の脂肪組織から小さな静脈が入り込んでいないか確認する．小さな枝があればベッセルシーラー®で切離する．
28) 奇静脈弓より尾側の脂肪組織は，背側は右主気管支～気管分岐部，尾側はA^{1-3}，前方は上大静脈，縦隔側は心膜を露出するように剥離する．ある程度剥離できたら，リンパ節と脂肪組織を奇静脈弓から頭側にくぐらせて（図 1-91），頭側に引っ張り出す．

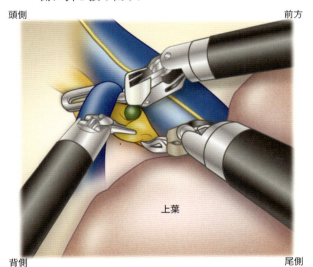

図 1-91　右上縦隔リンパ節郭清
奇静脈弓より尾側の脂肪組織は，背側は右主気管支～気管分岐部，尾側はA^{1-3}，前方は上大静脈，縦隔側は心膜を露出するように剥離する．

29) 心膜の層でリンパ節と脂肪組織を頭側に剥離し，腕頭動脈上縁で切離する．
30) 切離された肺葉とリンパ節を袋に入れて助手の創から体外に摘出する．
31) エアリークテストを行う場合は，CO_2送気を止めて行う．肺が膨らんだ時に鉗子の先で肺を損傷しないようにメリーランドなど先端の尖った鉗子は抜いてからエアリークテストを行う．エアリークテストは，主に助手がソラココットンなどで肺を圧排して行う．
32) 肺に損傷部があった場合は，4-0 の PDS-II，プロリーンやバイクリルなどを使用し，体内結紮を使用した連続縫合で損傷部を閉鎖する．糸の長さは損傷部の大きさによる．
33) ポートをアームから外し，ペイシェントカートを離脱する．
34) 胸腔鏡下にドレーンを挿入し，閉創する．

5　コツと pitfall

1) アームの間隔を調整する時に拳 1 つ程度の間隔を持たせるが，これを広くしすぎると体の外のアーム同士が干渉してしまう原因となる．
2) da Vinci®ステープラーを使用しない場合は，前方の da Vinci R ポートを第 6 肋間にし，第 8 ないし 9 肋間前～中腋窩上にアルノートラップシングルを挿入する．
3) ポート挿入孔の胸腔側からの止血時やポート挿入部を胸腔側から見たい場合はカメラを up にすると見やすくなる．特に第 8 肋間の一番前方のポートが観察しにくい．観察するために，カメラは up とし，斜視を利用すると観察できる．Xi システムであれば見やすいポートからカメラスコープを挿入するのも一つの手である．
4) 慣れた術者ほど，クラッチを多用して手術操作を行っている．
5) 術野の助手とはマイクを通じてコミュニケーションをとることができる．積極的にお互い意思の疎通を図る．助手は常に術者が何をしたいか考え，積極的にソラココットンや吸引管で術者をサポートする．
6) 術者はリトラクションアームを頻回に移動させて，常に一番良い術野展開を出すことを心掛ける．助手が術野展開を行ってしまうと，助手による吸引やアシストがしにくくなってしまう．リトラクションアーム 1 つでできるだけ良い術野展開を行うことがうまく手術を行うコツの一つである．
7) 第 5 肋間に助手ポートを挿入した場合は，体外のアームと干渉しないように，長すぎず，短すぎない（23 cm～38 cm くらい）道具が必要である．もし助手が vessel sealing device を使用するのであれば，長いものは使用しない．

8) 第9肋間に助手用のポートを挿入する場合は，長い吸引管などの長い鉗子が必要である．
9) 集中しているとどうしてもカメラを動かさずに，画面の端で操作をしてしまう．適時カメラを動かして，剥離するものが常に画面の真ん中に見えるようにする．
10) 見えない場所で鉗子を動かしてはいけない．見えない部分で鉗子を動かして臓器や胸壁に当たっても触覚のない術者はそのことに気が付かない．思わぬ損傷を起こす可能性がある．
11) Xiシステムの場合，鉗子の場所が画面から外れてしまった場合は，鉗子がアームに装着されていれば，画面に黄色と黒の縞模様のアームの番号が表示される．その方向に鉗子がある．必ずカメラで見失った鉗子の先端を確認してから鉗子を動かすこと．鉗子が見つからない場合は，助手にカメラアームを動かしてもらって見つける．
12) 組織をよく見ようとして，つい左手の把持鉗子で引っ張りすぎてしまい，組織を裂いてしまうことがある．これは触覚がないために術者が組織を引っ張りすぎていることに気が付いていないことによる．視覚を使用して左手の把持鉗子で組織を引っ張りすぎていないか注意を払う．
13) フェネストレーテッドバイポーラは血管鞘を把持しにくい．フェネストレーテッドバイポーラで血管鞘を把持するコツはできるだけ血管に対して垂直にアプローチすることである．ディベーキーフォーセプスであれば血管鞘を把持しやすい．
14) da Vinci® ステープラーの先端がローテーションしない場合は，関節が極端に曲がっているためである．関節をまっすぐにすると360°ローテーションできる．
15) ステープラーの関節を曲げた状態でローテーションするとステープラーの先端が意図しない方向に動いてしまう．ステープラーのアンビルを血管の裏に通した後，決してステープラーをローテーションしてはいけない．血管を損傷してしまう可能性がある．
16) ロボット手術に限ったことではないが，ステープラーを通す時は，ステープラーを通す入口と出口が見える視野を作ってから挿入する．
17) 助手ポートの位置がステープラーをアプローチするのに適しているのであれば，助手が通常のステープラーを使用しても良い．
18) 細い血管は，中枢側を結紮するかクリップをしてからベッセルシーラーで切離する．クリップは後の操作中に引っ掛けて外れてしまう場合があるのであまり勧められないが，状況によっては操作が簡易であるので有用である．
19) 糸の切離は通常助手に操作して切ってもらうが，ベッセルシーラーでも切離できるし，バイポーラカットで焼き切ることもできる．
20) Xiシステムの場合，ロボットアームの可動域が限界に近づくと，ペイシェントクリアランスを指示する表示が画面に出る．その場合は，ペイシェントクリアランスジョイントを下げることで，アームの可動域を拡大させることができる．ペイシェントクリアランスジョイントと患者までの距離は拳1つ程度に保つ．筆者は，右でも左でも下葉切除では最初からすべてのアームのペイシェントクリアランスジョイントを下げて手術を行っている．
21) CO_2 送気システムであるSurgQuest AirSeal system（ConMed）（エアーシール®）は，送気中でも吸引が使用できるので安全な手術のために大切な器具であるが，腹部手術用の器具である．
22) da Vinci® 手術の良さは，縦隔リンパ節郭清のしやすさだと思う．リトラクションアームと助手による術野展開を行い，縦隔リンパ節郭清を行う．da Vinci® システムによる胸腔内の関節の存在は，縦隔深部での操作を容易にする．
23) Xiシステムの場合，リンパ節郭清時など，前方からリトラクションアームで臓器を牽引したい場合には，ポートホップ機能でリトラクションアームを一番背側のポートに換えて行うと良い．
24) 肺損傷部の縫合はロボット支援下に行う．ロールアウトして胸腔鏡下に縫合を行おうとしても，ポート位置がロボット手術用なため，縫合は難しくなる．

2 胸腔鏡下縦隔腫瘍手術

1 側胸部アプローチによる後縦隔腫瘍摘出術（図2-1）

後縦隔腫瘍は主に神経原性腫瘍であるが，多くは良性である．神経を切離しても問題がない部位であれば腫瘍の末梢と中枢の神経は切離してしまっても良いが，合併症の生じる迷走神経の中枢側や交感神経幹のTh1～5に発生した良性の神経鞘腫の疑いの場合は神経を温存できる可能性があるので神経鞘をハサミで切開して腫瘍の核出術を試みる．単孔式でも可能である．

1 患者選択

迷走神経や交感神経幹のTh1～5に発生したものは術後に合併症が出る可能性がある．悪性化は極めてまれであることを考えるとMRIでの経過観察の選択肢もある．十分なインフォームドコンセントのもとに手術を行う．

2 準備器具

5mmポート（カメラ用），12mmソフトポート．

カメラスコープは5mmカメラスコープ30°斜視，ガイスター鑷子10°曲がり，リガシュアーメリーランドタイプ．

3 麻酔，患者体位および外科医，看護師の配置

全身麻酔下に分離肺換気とする．体位は側臥位とするが，腫瘍が後縦隔にある場合はやや腹臥位気味にして，肺が少しでも前方に避けられるようにする．腫瘍の場所によって術者の立つ位置は異なる．交感神経幹発生など背側にある腫瘍は患者の前側に立った方が手術はしやすい．腫瘍の場所によりポートの位置も変わってくる．腫瘍の直上にカメラポートを置き，術者の立ち位置から腫瘍に対してアプローチしやすい場所に2ヵ所ポート（必要なら＋助手用ポート）を挿入する．

4 手術手技（動画2-1）

▶動画2-1 側胸部アプローチによる縦隔腫瘍切除
左上縦隔の迷走神経発生の神経鞘腫の症例に対する3ポート縦隔腫瘍切除術．腫瘍を核出ができたため術後に嗄声を生じなかった．

1) 左第4肋間中腋窩線，第6肋間前腋窩線および第6肋間中腋窩線上にポートを挿入する．
2) 第6肋間前腋窩線のポートからカメラを挿入する．
3) 腫瘍上の縦隔胸膜をリガシュアーで切開する．腫瘍の頭側尾側を剥離し，腫瘍の発生部位を確認する．
4) 左手の鑷子で腫瘍の皮膜を把持し，右手の胸腔鏡用の剪刀やリガシュアーで皮膜を切開する（図2-2A）．
5) 神経鞘腫であれば腫瘍は鈍的に核出できる（図2-2B）．

5 コツとpitfall

1) 麻痺すると大きな合併症（反回神経麻痺やホルネ

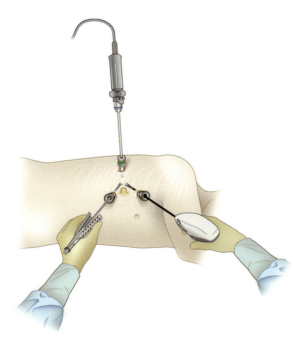

図2-1　後縦隔腫瘍核出術

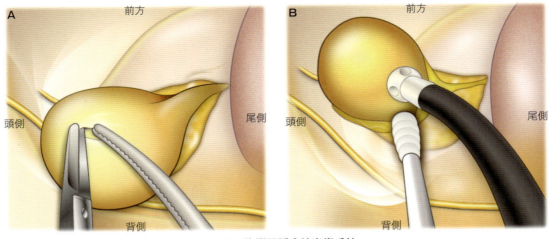

図 2-2　後縦隔腫瘍核出術手技
A：左手の鑷子で腫瘍の皮膜を把持し，右手の胸腔鏡用の剪刀で皮膜を切開する．
B：神経鞘腫であれば腫瘍は鈍的に核出できる．

ル症候群など）が生じる部位の場合，神経損傷を最低限とするために腫瘍の周囲ではできる限り電気メスやフックを使用しないようにする．

2) 後縦隔腫瘍にロボット支援手術を行う場合は，腫瘍の発生部位によってポートの位置は異なる．後縦隔腫瘍では通常リトラクションアームは不要なので，3ポート＋助手用ポートの4ポートで行う．CO_2送気の使用は必須ではないが有用である．側臥位とする．最初に，ポートの位置を決定するために皮膚マーキングを行う．腫瘍の存在する位置にマーキングする．次に第5肋間前腋窩線上をカメラポートの挿入位置とし，腫瘍のマークとカメラポートをつないだ線を中心線としてその左右に6 cm 程度離して術者の左手用のポートと右手用のポートを挿入用のポート位置とする．助手用ポートは左右どちらかのポートとカメラポートの間（通常尾側のポートとカメラポートの間）に挿入する．ペーシェントカートは背側からドッキングを行う．

3) 交感神経幹から発生した神経鞘腫などは椎体の近くなので，あまり背側にポートを挿入すると鉗子が接線方向となってしまうため操作に制限が生じる．前胸壁側にポートを挿入した方が良い．これは後縦隔腫瘍に対するロボット手術でも同様である．

2 側胸部アプローチによる胸腺摘出術（図2-3）

現在最も一般に受け入れられている胸腺摘出術の内視鏡手術アプローチは側胸部アプローチである．長所は側胸部の創は目立たないことである．短所は対側の横隔神経が見えないこと，頸部の視野が見にくいこと，および肋間を経由するために肋間神経障害が生じることである．左右のアプローチがある．右アプローチは

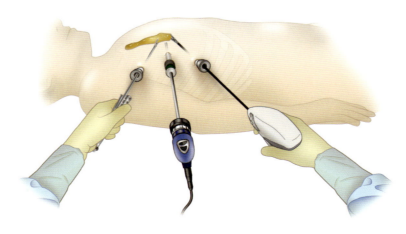

図 2-3　側胸部アプローチによる胸腺摘出術

頸部の視野が左側よりも良好である．左アプローチでは左横隔神経を確認しながら胸腺および心膜上の脂肪組織を切除できるが，頸部の視野が不良である．また，仰臥位左アプローチの場合，心膜上の脂肪組織はポートから近すぎて見にくい．CO_2 送気をすると視野はかなり改善される．側胸部アプローチを選択する場合，腫瘍の局在にもよるが，筆者は頸部の視野および無名静脈の観察が比較的良い右アプローチを選択している．側胸部からアプローチをする場合は無名静脈から出血すると，側臥位では無名静脈の出血部位より遠位側のクランプは不可能であるため，安全を考慮し，正中切開に移行できる仰臥位での手術を勧める．

1 患者選択

胸腺摘出術が適応となる患者で腕頭静脈に浸潤がない症例．無名静脈浸潤が疑われた場合は血管の確保が困難であるため適応とならない．心膜浸潤であれば部位によっては心膜のパッチ閉鎖が可能である．

2 準備器具

5 mm ポート（カメラ用），12 mm ソフトポート．カメラスコープは，5 mm カメラスコープ 30° 斜視，ガイスター鑷子 10° 曲がり），リガシュアーメリーランドタイプ，他．

3 麻酔，患者体位および外科医，看護師の配置

全身麻酔下に分離肺換気とする．体位は仰臥位とする．マジックベッドを使用して体幹を手術台より高くし患側上肢を下に下げて体幹に沿わせている．ベッドの対側をやや下に傾けて手術操作がしやすいようにする．下に下げた上肢が引っ張られて神経損傷が起こらないように上肢の位置に注意する．CO_2 の送気を行っても良い．右側アプローチの場合，術者は患者の右側，助手は患者の右側で術者より頭側，スコピストは術者の尾側に立つ．看護師は患者の左側に立つ．

4 手術手技

1) 右側アプローチの場合を示す．第 3 肋間前腋窩線，第 5 肋間前腋窩線および第 6 肋間前腋窩線よりやや前方にポートを挿入する．助手用ポートを挿入する場合は第 5 肋間前腋窩線と第 6 肋間前腋窩線のポートの間の第 6 もしくは 7 肋間中腋窩線に挿入する．
2) 第 5 肋間前腋窩線のポートからカメラを挿入し，CO_2 を送気する．
3) 右内胸静脈が通常透見できる．右横隔神経の 1cm 前方の縦隔胸膜を横隔膜から右内胸静脈まで vessel sealing device で切開する．胸骨裏面の縦隔胸膜も切開し，縦隔胸膜切開創とつなげる（図 2-4A）．
4) 胸骨裏面から胸腺を剥離する．この時対側の肺がせり出してくるのが分かる．損傷して対側胸腔が開かないように注意する．
5) 胸腺下極を左胸膜，胸骨裏面，心膜から剥離する．
6) 右内胸静脈は周囲脂肪組織から剥離し，vessel sealing device で切離する．これにより頸部の視野が良くなる．
7) 無名静脈を脂肪組織から剥離して位置を確認する．右上極を把持し，腕頭動脈から剥離する．
8) 続けて左上極を把持して気管から剥離する．上極と気管の間を走行する下甲状腺静脈を損傷しないように注意する．下甲状腺静脈は切離してもかまわない．
9) 頸部の胸腺を尾側に牽引し無名静脈を胸腺組織から剥離する．胸腺静脈は適時 vessel sealing device で切離し，胸腺を摘出する（図 2-4B）．

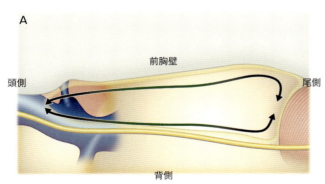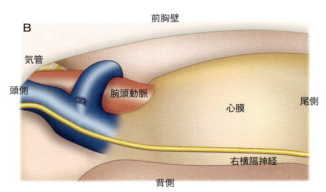

図 2-4　胸腺摘出術手技

A：胸骨裏面の縦隔胸膜も切開し，縦隔胸膜切開創とつなげる．
B：胸腺摘出後の視野．

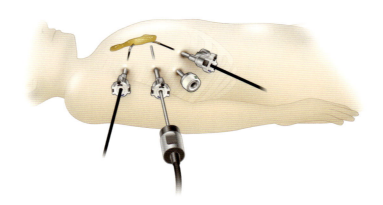

図 2-5　側胸部アプローチによるダビンチロボット支援胸腺摘出術

5　コツと pitfall

1) 側胸部アプローチで胸腺摘出術を行う場合，仰臥位か 30° 半側臥位が良い．もし無名静脈から出血した場合，側臥位では無名静脈の出血点より末梢側を確保することができない．出血時速やかに胸骨中切開ができる仰臥位か 30° 半側臥位が望ましい．

2) CO_2 の送気を使用する場合は，最初のポートを挿入したら 8 mmHg で CO_2 の送気を開始すると胸腔スペースが広がって安全に次のポート挿入ができる．

3) CO_2 送気を併用して vessel sealing device を使用する場合は，超音波凝固切開装置よりミストのないバイポーラの方が良い．

4) 右からのアプローチにおいては，右内胸静脈を切離することが頸部の視野をよくするコツである．

5) 左からのアプローチでは，心臓があるためスペースを確保しにくく，心嚢上の脂肪組織は近すぎて観察しにくい．CO_2 を送気すると，十分なスペースができる．最初のポートを挿入したらただちに CO_2 送気を開始すると良い．

6) CO_2 の送気は胸腔のみならず心嚢，対側胸膜を圧排し，視野を良好にする．もし対側の胸膜が開いてしまうと，換気がしにくくなるかもしれない．その場合は送気を止めて通常の片肺換気にする．もしくは，CO_2 を送気したまま，呼気終末陽圧 positive end-expiratory pressure（PEEP）を行わない両側肺換気にすることを試みても良い．8 mmHg の CO_2 の送気圧は，両側換気でも適度に肺を背側に圧排する．

7) 静脈の vessel sealing device による切離に中枢側クリップは不要である．むしろクリップがあると後の操作で引っ掛ける危険性がある．

8) ダビンチロボット支援手術で側胸部からアプローチする場合は，仰臥位で 30° ほど傾けた体位とし，第 3 肋間前腋窩線，5 肋間前腋窩線（カメラ），第 6 肋間前腋窩線やや前方にポートを挿入し，第 5 肋間と第 6 肋間のポートの間に助手用ポートを挿入して手術を行う（図 2-5）．基本的に CO_2 は送気した方が良い．視野がかなり改善される．第 3 肋間のポートは縦隔に近くなりすぎることがあるので前胸壁に近づきすぎない方が良い．

3　剣状突起下アプローチによる胸腺摘出術

A　剣状突起下アプローチによる単孔式胸腺摘出術（図 2-6）

2012 年，筆者らは CO_2 を縦隔に送気することによって両側の肺と縦隔を圧排させて良好な手術操作スペースを作り，単孔式手術用の器具を使用することにより創 1 つのみで手術を行う剣状突起下アプローチによる単孔式胸腺摘出術を報告した．この方法は腹部に 3 cm の 1 つの切開創のみで整容的に優れ，胸骨切開や肋間神経損傷もない，最も低侵襲な胸腺摘出術である．

1　患者選択

浸潤のない胸腺腫の症例および腫瘍のない重症筋無力症の症例はその低侵襲性から剣状突起下アプローチによる単孔式胸腺摘出術を適応する．腫瘍が肺に浸潤していた場合でも肺部分切除まではこのアプローチで対応が可能である．剣状突起下アプローチによる単孔式胸腺摘出術の欠点はその操作の難しさにある．剣状突起下の 1 つの創から縫合操作を行うことは容易ではない．心膜に浸潤を疑った症例には心膜欠損部の補填のために縫合操作が必要であるため，単孔式手術の手

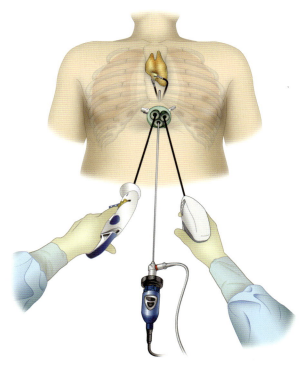

図2-6　剣状突起下アプローチによる単孔式胸腺摘出術

技に1つ肋間にポートを追加して手術の操作性を良くした剣状突起下アプローチによる2孔式胸腺摘出術（Dual-port thymectomy）や，da Vinci® ロボットサージカルシステムを利用した剣状突起下アプローチによるロボット支援手術を適応する．心，大血管，左腕頭静脈浸潤のある症例には基本的に胸骨正中切開とするが，左腕頭静脈の一部に浸潤している程度であればDual-port thymectomyや剣状突起下アプローチによるロボット支援手術で対応が可能な場合がある．胸腺腫が周囲臓器に浸潤している症例においてはどの手技を選択するかはその浸潤の範囲によって判断すべきである．

2　準備器具

GelPOINT® miniもしくはアルノートラップシングル，リガシュアーメリーランドタイプ37 cm，SILS™ Hand Instruments SILSクリンチ36 cm（SILS™ クリンチ），30°斜視，直径5 mmの硬性鏡（暗くならないもの），RUSCHメモバック（緑），送気チューブと排煙チューブ，10 mmのポートから挿入できる長い吸引鉗子，他（p.132 手術準備マニュアル参照）．

3　麻酔，患者体位および外科医看護師の配置

すべての操作は，全身麻酔下に行っている．無名静脈損傷時に，無名静脈をクランプする可能性を考え，末梢静脈ルートは右手か下肢に確保する．人工呼吸管理において，胸腺腫が肺に浸潤していることが予測される時は，ダブルルーメン気管内挿管チューブを使用した片肺換気とするが，肺を合併切除する必要がないときは，シングルルーメンの気管内挿管チューブによる両肺換気で良い．CO_2送気が両側の肺を圧排するので，肺は手術操作の邪魔にはならない．筆者らの人工呼吸の設定は，十分な換気量が保たれる最低限の気道内圧とした従圧式換気とし，肺がせり出してこないようにPEEPは使用しない．患者を仰臥位開脚位とする．ベッドの足側を下げて，剣状突起を突き出すような体位をとる（図2-7A）．これにより，胸骨裏面にリガシュアーの先端が多少届きやすくなる．胸骨正中切開やDual-port thymectomy（後述）への術式変更が可能なように，頸部，両側側胸部まで消毒を行っておく．術者は患者の両脚の間に立ち，スコピストは患者の右側に立ってカメラを操作する．モニターは頭側に配置する（図2-7B）．術者は，両足の間に立つと，手術操作孔まで遠く感じるが，実際に手術操作を行ってみると気にならない．

4　手術手技

▶ 動画2-2　剣状突起下アプローチによる単孔式胸腺摘出術

1例目では，シャフトの付いた回収袋を使用しているが，シャフトがあると袋の入口が剣状突起から挿入された鉗子と接線方向になってしまうため切除した検体を挿入しにくい．シャフトのないタイプの袋の使用を勧める．2例目は単孔式用肺鉗子を使用している

1）術者は患者の右側に立って，剣状突起下の1 cm尾側にLanger皮膚割線に沿った3 cmの横切開

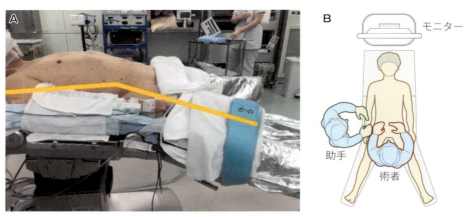

図 2-7　単孔式胸腺摘出手術時の体位

A：ベッドの足側を下げる．
B：術者は患者の両脚の間に立ち，スコピストは患者の右側に立ってカメラを操作する．モニターは頭側に配置する．

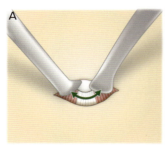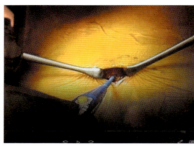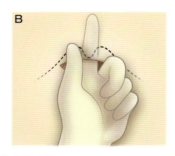

図 2-8　剣状突起下アプローチによる単孔式胸腺摘出術手技

A：剣状突起の白線と腹直筋付着部を切離する．
B：剣状突起の裏面に達し，胸腺を胸骨裏面から指で盲目的に剥離する．

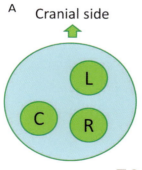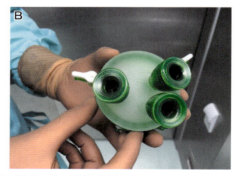

図 2-9　子ポートの挿入位置

A：C：カメラ用ポート，L：術者の左手用ポート，R：術者の右手用ポート（主に Vessel sealing device 使用）
B：ポート位置

を行う．縦切開でも可能であるが，横切開の方がカメラと鉗子の干渉が少なく，スコピストも術野を出しやすい．縦切開は，腫瘍が大きい場合，腫瘍を取り出すときに創を下方に広げやすいというメリットがある．

2）剣状突起の白線と腹直筋付着部を切離して（**図 2-8A**）剣状突起の裏面に達し，胸腺を胸骨裏面から指で盲目的に剥離する（**図 2-8B**）．

3）創に挿入した指を尾側に向けると，先ほど剣状突起から外した白線の切離部が触れる．白線を尾側に縦に約 1 cm 切開する．腹膜を開放しないように単孔式手術用のポートを挿入するスペースを指で盲目的に作成する．開腹してしまうと，CO_2 の送気により気腹を生じてしまい手術操作がやりにくくなるが，手術の続行は可能である．剣状突起を切除する必要はない．

4）単孔式用ポートを，剣状突起下の創に挿入する（総論動画 7 参照）．子ポートが 3 つ挿入されたプ

ラットフォームを装着する（図2-9）．挿入できたら，術者は患者の脚の間に移動する．スコピストは患者の右側に立つ．

5) 送気と排煙のチューブをポートの3方活栓につないで8mmHgの圧でCO_2を送気する．この時は，まだ胸骨裏面が剥離されていないため，泡状の索状物が見えるのみである．

6) リガシュアーで胸腺を胸骨裏面から剥離する．このときカメラは30°斜視を「見上げ」で行う．先の曲がらないリガシュアーが胸骨裏面に届かない時は，先端の屈曲するシザーズを使用して剥離する．CO_2の送気による陽圧により，剥離とともに胸骨裏面のスペースは広がる．頸部まで胸腺を胸骨から剥離する．次に両側の縦隔胸膜を開けて，両側の胸腔を開放する．

7) 横隔神経の場所の確認を行う．術者は横隔神経前方の脂肪組織を先端の曲がった把持鉗子で把持して横隔神経が見えるように牽引する．スコピストは，カメラをいったん胸腔内に深く挿入し，30°斜視をうまく使用して横隔神経を見せる．

8) 胸骨裏面の縦隔胸膜切離範囲は，左側は横隔神経の走行している近傍まで，右側は右内胸静脈までである．

9) 胸腺の左下極を心膜から剥離しながら，左横隔神経より1cm前方の縦隔胸膜を頭側に切開し，胸骨裏面の縦隔胸膜切離線とつなげる（図2-10）．この手技の難しいところは胸腺の牽引である．胸腺左葉は，左手の鉗子を右に屈曲させて，胸腺を把持し，患者の右側に牽引する．この時術者は，手をクロスさせて，リガシュアーで剥離操作を行う（総論参照）．

10) 無名静脈の位置は内胸静脈を追っていくと大体予測できる．無名静脈に近くなったら，頭側，患者の前方から順に薄くそぎながら静脈を露出する．無名静脈の場所が確認できたら無名静脈末梢側の頭側を露出しておく．これが切除する頸部胸腺の左縁となる．

11) 次に胸腺の右下極を心膜から剥離しながら，右横隔神経より1cm前方の縦隔胸膜を頭側に切開し，胸骨裏面の縦隔胸膜切離線とつなげる（図2-11）．

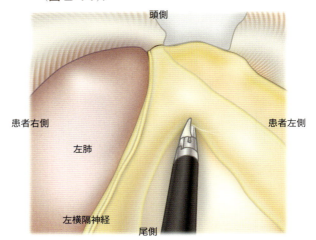

図2-11　右側縦隔鏡膜の切離

右横隔神経より1cm前方の縦隔胸膜を頭側に切開し，胸骨裏面の縦隔胸膜切離線とつなげる．

12) 胸腺の右葉の剥離は，鉗子を左に屈曲させて，胸腺を患者の左側に牽引する．この場合は，術者は手をクロスさせる必要はない（総論参照）．右内胸静脈を露出するように周囲脂肪組織から剥離すると無名静脈が露出される．さらに頭側には，右腕頭静脈と無名静脈の合流する股を確認できる（図2-12）．

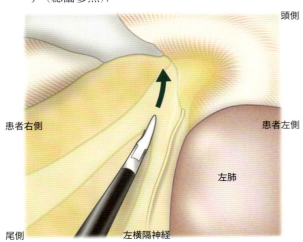

図2-10　左側縦隔胸膜の切離

左横隔神経より1cm前方の縦隔胸膜を頭側に切開し，胸骨裏面の縦隔胸膜切離線とつなげる．

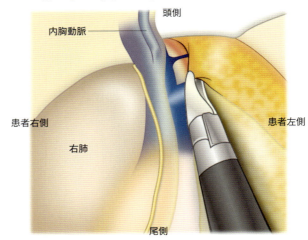

図2-12　無名静脈の露出

右内胸静脈を露出するように周囲脂肪組織から剥離すると無名静脈が露出される．さらに頭側には，右腕頭静脈と無名静脈の合流する股を確認できる．

13) 次に頸部の操作に移る．右腕頭静脈の内側縁を確認しておくと良い．胸腺上の薄い褐色の皮膜を切離すると黄色い胸腺が露出される．右内胸静脈は通常切離しない．
14) 胸腺の上極を把持鉗子で把持して，尾側に引っ張ることで，胸腺とともに無名静脈が押さえられ，頸部の視野が良くなる（図2-13）．頸部の胸腺上極および脂肪組織を鉗子で把持し，適時左右に振りながら，右側は右腕頭静脈，上端は甲状腺，背側は腕頭動脈と気管，左側は無名静脈上縁（先に剥離済み）から剥離する．下甲状腺静脈があるので損傷しないように注意する．

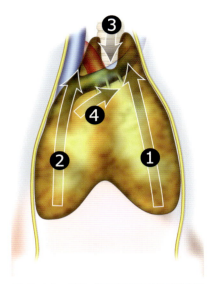

図2-14　単孔式胸腺摘出術手術手順

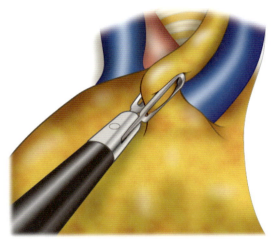

図2-13　頸部胸腺の剥離
胸腺の上極を把持鉗子で把持して，尾側に引っ張ることで，無名静脈が押さえられ，頸部の視野が良くなる．

15) 頸部の胸腺が剥離されたら，胸腺をどちらか側方に牽引し，無名静脈全体を順に露出する．途中，胸腺静脈があるので，順次，vessel sealing deviceで切離し，胸腺の切除を完遂する．筆者は，胸腺の尾側から剥離操作を開始し，頸部の胸腺上極を外した後，最後に胸腺静脈を切離している．これは胸腺静脈の走行が剣状突起下の創からは接線方向となるため，胸腺を側方に牽引してその走行を側方に向け，胸腺静脈をvessel sealing deviceで切離しやすくするためである（図2-14）．

16) シャフトの付いていない袋（メモバッグ）を右胸腔（左胸腔でも良いが心嚢が視野の邪魔となることがある）に挿入し，左手の屈曲させた把持鉗子でリムを把持する．右手のリガシュアーで袋をしっかり広げておいてから，胸腺をリガシュアーで把持し，袋の奥に挿入する．シャフトが付いているタイプの袋は，袋の挿入口が鉗子挿入方向と接線方向となるため，切除された胸腺を袋の中に入れにくい．
17) 胸腺を剣状突起下の創から体外に摘出する．20 Fr 直のドレーンを剣状突起下の創から1本挿入し，閉創する．

5　コツとpitfall

1) 腫瘍が大きくなければ横切開を勧める．横切開の方が，カメラスコープを横切開の創縁に避けられ，鉗子の干渉が少なく，良好な手術視野も出しやすい．スコピストは意識してカメラスコープを患者の右側の創縁から挿入する．カメラスコープは基本的に術者の鉗子の下から挿入すると良い．
2) 皮膚切開が剣状突起に近すぎると，鉗子類が胸骨裏面に届きにくくなってしまうので注意が必要である．切開創は剣状突起から1 cmほど尾側に離す．
3) リガシュアーの先端がカメラスコープと干渉して，思うところに行かないことがある．単孔式手術では，単孔式手術用ポート内でカメラスコープと鉗子がクロスする．術者の右手のリガシュアーの挿入経路が，カメラスコープや左手の鉗子の上を経由するか下を経由するかで，右手のリガシュアーの先端の位置が大きく異なる．自分が思った方向にリガシュアーが進まないと感じたら，経由する

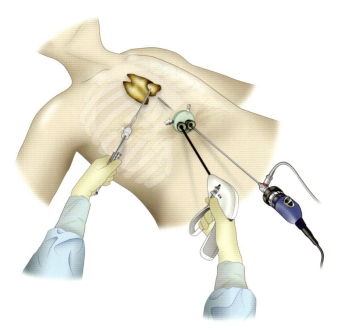

図2-15 剣状突起下アプローチによる2孔式胸腺摘出術

経路を変えると良い．さらに，カメラスコープの斜視を使って，カメラスコープの位置をずらしたり，ズーム機能を使用してカメラを引いてみたりすると，器具の干渉を軽減することができる．

4) 両側胸腔側からの視野を出すのがやや難しい．スコープをまず胸腔内に挿入してから，30°斜視を使用して見たい場所を出すと良い．

5) 拡大胸腺摘出術での左側の心嚢上の脂肪組織を切除したい場合は，クリンチで心嚢上の脂肪組織を把持して患者の右側に牽引すると横隔神経が観察できる．牽引しても見にくい場合は，30°斜視の限界である．どうしても見たい場合は，エンドカメレオン（ストルツ）を使用するか，単孔式をあきらめて左前胸部に1ポート追加する．

6) 頸部操作のコツは，無名静脈付近より頭側の胸腺の上極を把持鉗子で把持し，尾側に牽引することである．無名静脈が圧排されて頸部の視野が良くなる．さらに把持した上極をできる範囲で左右に振りながら剥離操作を行うと胸腺上極の切離が容易になる．右側から剥離しにくければ，左側から剥離するなど，適時術野を変えることも有効である．

7) この手技で最も出血しやすい場所は無名静脈に流入する胸腺静脈である．胸腺を引っ張りすぎないように注意する．

B 剣状突起下アプローチによる2孔式胸腺摘出術（図2-15）

単孔式手術は，1つのポートからすべての器具を挿入するため，各々の器具が干渉することにより手術手技が難しくなることが欠点である．近年，腹部外科領域では単孔式手術の操作性の悪さから，単孔式にこだわらない手術，reduced port surgery が見直されている．この手技は，剣状突起下アプローチによる単孔式胸腺摘出術に，右第5肋間のポートを追加し，より操作性を良くした方法である．Dual-port thymectomy は，1肋間を経由するために，1肋間の肋間神経障害は生じるが，術者の両手の鉗子の干渉が改善されるため，手術操作は Single-port と比較して格段に容易になる．筆者は，指導者がなく，初めて剣状突起下アプローチの胸腺摘出術を行うのであれば，まずはこの方法から始めることを勧める．

1 患者選択

浸潤のない胸腺腫の症例は，剣状突起下アプローチによる単孔式胸腺摘出術を適応している．単孔式胸腺摘出術では縫合操作を行うことは容易ではない．心膜に浸潤を疑った症例には，心膜欠損部の補填のために縫合操作が必要であるため，単孔式手術の手技に1つ肋間にポートを追加して手術の操作性を良くした剣状突起下アプローチによる2孔式胸腺摘出術（Dual-port thymectomy）や，da Vinci® ロボットサージカルシステムを利用した剣状突起下アプローチによるロボット支援手術を適応している．

2 準備器具

GelPOINT® Mini もしくはアルノートラップシングル，5 mm ポート（弁が付いていて CO_2 が逃げないもの），リガシュアーメリーランドタイプ37 cm，

SILS™ Hand Instruments SILS クリンチ 36 cm，30°斜視，直径 5 mm の硬性鏡（暗くならないもの），CO_2 送気のための器械，送気チューブと排煙チューブなど（手術準備マニュアル参照）．

3 麻酔，患者体位および外科医，看護師の配置

　患者を仰臥位開脚位とする．ベッドの足側を下げて，剣状突起を突き出すような体位をとる．胸骨正中切開への術式変更が可能なように，消毒範囲は頸部，両側側胸部まで消毒を行っておく．術者は，手術操作が行いやすいように立ち位置を適時移動する．通常は患者の両脚の間もしくは患者の右側に立つ．スコピストは患者の右側に立ってカメラを操作するが，術者が右側に立つ時は患者の脚の間に立つ．モニターは頭側に配置する．

4 手術手技

1) 最初は単孔式手術で行う．術者は患者の両脚の間に立ち，スコピストは患者の右側に立ってカメラを操作する．両側の胸腔を開放するまでは，剣状突起下アプローチによる単孔式胸腺摘出術と同様に行う．
2) 右前胸部の第 5 もしくは第 6 肋間鎖骨中線上に，頸部に向かって 5 mm のポートを挿入する．挿入するときは必ず胸腔鏡で胸腔内からポート挿入位置を観察しながら挿入する．
3) 手術手順は剣状突起下アプローチによる単孔式胸腺摘出術と同じである．

5 コツと pitfall

1) カメラスコープやリガシュアーを，剣状突起下のポートではなく，肋間のポートから挿入しても良い．
2) 左前胸部肋間からポートを挿入したい場合は，挿入場所が心臓に近いため，必ず，胸腔内から胸腔鏡で挿入部位を観察しながらポートを挿入すること．鉗子を挿入する場合も胸腔鏡で見ながら挿入した方が良い．心臓損傷に気を付ける．
3) 肋間のポートを挿入したのであれば，把持鉗子は，単孔式用でなく，通常使用している胸腔鏡用の把持鉗子で良い．
4) 左右の肋間にポートを挿入して，剣状突起下アプローチによる 3 ポート胸腺摘出術としても良い．操作性も良く，適時両側胸腔と剣状突起下からカメラを挿入できる．

C 剣状突起下アプローチによるロボット支援胸腺摘出術 (図 2-16)

　剣状突起下の 1 ヵ所の創から胸腺を摘出する単孔式胸腺摘出術は，剣状突起下からカメラを挿入することにより胸骨正中切開と同様の手術視野が得られ，両側の横隔神経の確認が容易であることが大きな利点である．しかしながら，単孔式手術では，操作性が悪く，縫合操作は困難である．心膜のパッチ閉鎖など，縫合操作が必要な症例や無名静脈のテーピングが必要な症

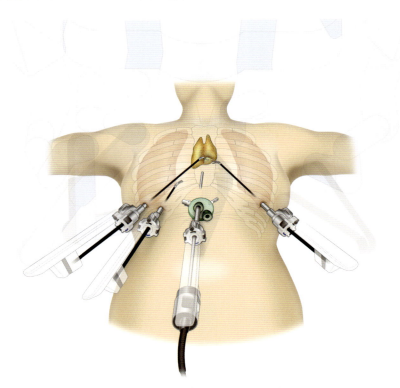

図 2-16　剣状突起下アプローチによるロボット胸腺摘出術

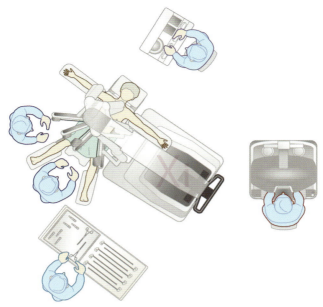

図2-17 Xiシステム使用時の配置

例には，より操作性の優れた剣状突起下アプローチによるロボット支援手術を適応する．

1 患者選択

筆者は，剣状突起下アプローチによるロボット支援胸腺摘出術は，術前検査で，前縦隔腫瘍が心膜や血管に浸潤していることが疑われ，縫合操作や血管のテーピングが必要な症例に適応している．しかしながら，低侵襲手術の低侵襲性と操作性，どちらを重要視するかは外科医によって異なる．手術の操作性を重要視するのであれば，筆者はこの剣状突起下アプローチによるロボット支援胸腺摘出術を勧めたい．筆者は，左腕頭静脈の端端吻合による人工血管置換術もこの方法で行った経験があるが，この方法は，体の正中から見る手術視野の良さとロボットによる手術の操作性の良さにより，内視鏡下胸腺摘出術のなかで最も手術適応の範囲が広い手術手技と思われる．

2 準備器具

GelPOINT® miniもしくはアルノートラップシングル，リガシュアーメリーランドタイプ37 cm（Covidien），CO_2送気のための器械，送気チューブと排煙チューブ，VATS用把持鉗子（ガイスター摂子など），da Vinci®鉗子類（カメラスコープ，カディエール，フェネストレーテッドバイポーラ，メリーランド，ベッセルシーラー，ニードルドライバー，必要ならステープラー），血管を処理する可能性がある場合，内視鏡用血管クランプ鉗子（da Vinci®用であればスキャンラン，助手が操作するならエースクラップ）など（手術準備マニュアル参照）．

3 麻酔，患者体位および外科医，看護師の配置

浸潤のない症例や心膜浸潤のみであればシングルルーメン気管内挿管チューブで良い．肺に浸潤が疑われる場合や，腫瘍が胸腔内に突出し，横隔神経の確認が困難なことが予測される場合は，片肺換気が必要になる場合があるため，ダブルルーメン気管内挿管チューブを使用する．無名静脈の損傷に備え，末梢の点滴は，左手か足に確保する．肺がせり出して術野の邪魔にならないよう，PEEPは使用しない．患者を仰臥位開腕開脚位とする．開腕とするのは，da Vinci®アームが腕に当たらないようにするためである．ベッドの足側を少し下げて，剣状突起を突き出すような体位をとる．胸骨正中切開への術式変更が可能なように，消毒範囲は頸部，両側側胸部まで消毒を行っておく．Xiシステムであれば側方からドッキングする（図2-17）．麻酔管理のためには，患者の頭周囲を麻酔医のために空けておく方が良いので，できればXiシステムを使用した方が良い．

4 手術手技（動画2-3）

▶ 動画2-3 剣状突起下アプローチによるロボット支援胸腺摘出術

無名静脈に接する嚢胞性胸腺腫瘍に対してロボット支援下に胸腺胸腺腫摘出術を行った．通常は行っていないが，本症例では腫瘍が無名静脈に接していたため，無名静脈の中枢側と末梢側のテーピングを行った．途中，胸腺右側の剥離時はリトラクションアームで胸腺を左側に牽引するため，Xiシステムのポートホップ機能を使用し，4番アームをリトラクションアームに，右第6肋間の2番アームにカメラを挿入して剥離操作を行っている．

1) ロボットをドッキングするまで，術者は患者の両脚の間に立って手術を行い，スコピストは患者の右側に立って胸腔鏡カメラスコープを操作する．最初に，剣状突起の1cm下方に約3cmの縦切開を行う．ロボット支援手術の場合，単孔式と異なり鉗子間の干渉を心配する必要がない．縦切開の方が，助手が鉗子をカメラポートの下の隙間から挿入しやすい．
2) 腹直筋の剣状突起付着部および白線を剣状突起から切離し，胸骨の裏面を指で盲目的に剥離する．
3) 指を腹側に向けると切離した白線が触れる．この白線を尾側に1cmくらい縦に切開する．GelPOINT® Miniもしくはアルノートラップシングルを挿入できるスペースを，指で盲目的に作成する．
4) 剣状突起下の創に単孔式手術用ポートであるGelPOINT® Miniもしくはアルノートラップシングルを挿入し，子ポート2つを縦に挿入したプラットフォーム（図2-18）を装着し，8mmHgでCO_2を送気する．

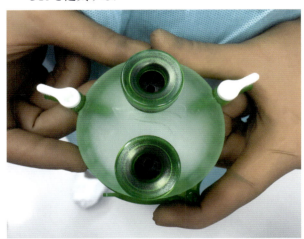

図2-18　子ポートの配置

5) 直径5mm，30°斜視の硬性鏡を使用し，リガシュアーメリーランドタイプを使用して，下部胸腺を胸骨裏面から剥離する．da Vinci®のカメラスコープでも良い．CO_2の送気は，胸腺の胸骨裏面からの剥離が進むに従い，両側の肺と心嚢を圧排し，胸骨裏面のスペースを広げ，視野を大きく改善する．さらに両側の縦隔胸膜を切開し，両側の胸腔を開放する．両側の肺はCO_2の送気圧により，適度に背側に圧排される．これにより肺が手術操作の邪魔になることもなく，換気も十分可能である．
6) 縦隔胸膜の胸骨付着部を頸部まで切離する．両側の縦隔胸膜を胸骨から切離したことと，CO_2送気による圧により，心嚢は背側に圧排され，頸部に手術操作のためのスペースができる．
7) 両側の側胸部の第6肋間前腋窩線上に各々8mmの皮膚切開を行い，da Vinci®ロボット手術用のポートを挿入する．腫瘍が大きい場合や無名静脈と接している場合は，リトラクションアームを使用する．リトラクションアームを使用するときは，右第6肋間中腋窩線上にポート間の距離を最低4cmあけてポートを挿入する（図2-19）．この右第6肋間中腋窩線上のリトラクションアームは，胸腺の頭側を把持する場合は良いが，下極を把持する場合，患者の右腕に当たる場合がある．注意が必要である．
8) 剣状突起下の単孔式手術用ポートGelPOINT® miniの子ポートに8mmのカメラ用のポートを挿入する．カメラスコープは，斜視のupとdownを適時変更しながら手術を行う．downにするとカメラが胸骨に当たって動かなくなることがある．その場合は斜視ではなくストレートを使用する．
9) 両側の側胸部の第6肋間前腋窩線上のポートに，da Vinci®のアームを装着する．
10) da Vinci®の右手のアームにはモノポーラを接続したスパチュラもしくはメリーランドバイポーラ（VIO®3（バイポーラカット出血5.5ソフト凝固出血6を接続）を装着し，左手のアームにはフェネストレイテッドバイポーラを装着する．リトラクションアームを使用する場合は，カディエールを装着する．助手は単孔式ポートから，吸引などの手術の援助を行う．
11) 手順は剣状突起下アプローチによる単孔式胸腺摘出術と同じである．
12) 胸腺静脈は，ベッセルシーラーを使用して切断する（図2-20）．
13) 切除された胸腺は縦隔内で袋に入れて，剣状突起下の創から摘出する．剣状突起下の創から20Frのドレーンを1本挿入し手術を終了する．

5 コツとpitfall

1) ドッキングしてしまうとロボットが邪魔で助手が見るモニターのスペースは狭い．手術前のシミュレーションで，ドッキングした後，助手が見るモニターの配置を確認しておくと良い．
2) 両側の第6肋間のポートは前胸部ではなく側胸部の腋窩線上に挿入する．前胸部に挿入してしまうとポートの頭が前胸部や肋骨弓に当たってしまい鉗子の先が頸部に届きにくくなることがある．
3) 助手は，da Vinci®のカメラスコープが，腹部を過度に圧迫しないか常に注意する．
4) da Vinci®のカメラは最初から10倍の拡大視野である．最初挿入したときに，心膜上の脂肪組織が

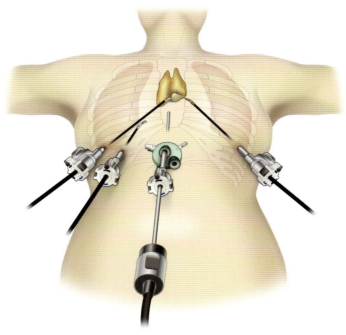

図2-19　ロボット胸腺ポート位置

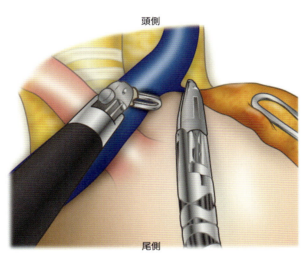

図2-20　胸腺静脈は，ベッセルシーラーを使用して切断する

非常に近接して見える．剣状突起下のポートから近い部位を切除したい場合は，da Vinci® をドッキングする前にある程度下部胸腺を心膜から剥離しておいても良い．

5) リトラクションアームを使用するとポートの数は増えるが操作性は格段に良くなる．リトラクション用のポートをあまり側方に挿入してしまうと，アームが患者の右腕に当たってしまう．リトラクションアーム用のポート挿入位置は，右第6肋間で術者の右手のポートから最低限（4〜6 cm）側方中腋窩線より前方とする．

6) リトラクションアームを使用している場合で，胸腺を患者の左方に牽引したい場合は，Xi システムであれば，ポートホップ機能により，3番アームから2番アームにカメラを移動し，4番アームをリトラクションアームとしてカディエールで胸腺を把持して牽引する．

7) 左心膜上の脂肪組織および左横隔神経の横隔膜付近を観察したいときは，4番アームにカメラを挿入しても良い．

8) メリーランドバイポーラでの焼き切る操作のコツは，ジェネレーターはVIO®3やVarreylab™ FX8など出力の制御がかからないものを選択すること，鉗子の先端を完全に閉じてしまわないこと，鉗子の先端での切開を心掛けること，左手で切りたいもののテンションをかけておくことである．

付 録
手術準備マニュアル

1 胸腔鏡下（3ポート，単孔式手術）肺葉切除術＋リンパ節郭清

A 準備機材

肺葉切除セット：メスホルダー 3号，メスホルダー 4号，メスホルダー 3L（直），筋鉤 10×25，筋鉤 13×40，筋鉤 18×60，メジャー 30 cm，腸べら 25 mm，腸べら 30 mm，腸べら 45 mm，鑷子 13 cm（有鉤），スティーレ鑷子 16 cm（有鉤），クーリー鑷子 20 cm，クーリー鑷子 24 cm，ロシアン鑷子，DeBakey 鑷子 21 cm，ウェブスター持針器，モスキート（鉤無・曲），モスキート（先端シリコン付）（直），コッヘル 14 cm，ブラックシャフト，コッヘル（ツッパー鉗子）短，コッヘル（ツッパー鉗子）長，慶大式ケリー（弱弯），布鉗子，玉付ケリー（小），玉付ケリー（中），玉付ケリー（大），消毒鉗子，クーパー 14 cm（直），クーパー 14 cm（曲），クーパー 18 cm（曲），クーパー 22 cm（曲），クーパー 25 cm（曲），メッツェンバーム 18 cm（曲），メッツェンバーム 22 cm（曲），ドラミ手（フィブリンシートおよびPGAシート圧迫用の金属棒），鳥居剥離子A，コットンフィンガー，玉付吸子，万能つぼ（蓋つき），綿球 20 mm，薬杯，角バット，膿盆（小）

胸腔鏡セット：湿布缶（小）（ステープラー洗浄用），5 mmオリンパス鉗子（鑷子型），5 mmオリンパス鉗子（ヘラ型），肺鉗子（曲），肺鉗子（直），ソラメット肺剥離鉗子（小直），ソラメット肺剥離鉗子（小曲），ソラメット肺剥離鉗子（大直），ソラメット肺剥離鉗子（大曲），成毛式輪状肺把持鉗子（小），スキャンラン®剪刀，スキャンラン®鑷子，ノットプッシャー，ピリング開胸器，ブルドック（中直），ブルドック（中曲），フォガティ血管鉗子（中直），フォガティ血管鉗子（中曲），フォガティ血管鉗子（大直），フォガティ血管鉗子（大曲），ミドリジャ 270°血管鉗子

単孔式手術用器具：単孔式手術用肺鉗子 2点（スキャンラン），単孔式手術用剥離鉗子 2点（スキャンラン），長い胸腔鏡用持針器，縦開きガイスター鑷子

その他：HD30°硬性鏡カメラスコープ 一体型（10 mmか5 mmかは確認），ストルツトロッカー（10 mmまたは5 mm，カメラの径により決定），ウーンドリトラクターXS，ソラコポート12 mmもしくは5 mm，ガイスター鑷子，無影灯の手，X線ガーゼ20枚，シャーレ，ポケット，ダブルチェッカー3個入，ペンローズドレーン No.6，モノポーラコード，湿布缶（大），2号絹糸75センチ，1-0絹糸 75 cm，2-0絹糸 75 cm，2-0バイクリル VCP775D，4-0 PDS PDP304H，イソジンドレープ，コダマダイサクション，メス刃 #11，21，ソラココットン大・小，ラパロドレープ，ディスポコンプレッセン6枚，5 mL青シリンジ（胸膜外カテーテル用），電気メス（0037H），3 m吸引チューブ，6 mm×8 mm I字管，Dr.フォグ，ロート，ステリストリップ™

B 予備物品

開胸器セット，肋骨剪刀セット，成毛式輪状肺把持鉗子大・小，クーリーデラ3点，胸腔鏡用持針器曲り，玉つき剥離鉗子4点，3 m吸引チューブ，Yカットガーゼ，スピッツ，シャーレ，1/4白ガーゼ10枚組，電気メス先長（中・長），ピオクタニン，ベッセルテープ黄・太，ダーマボンド®，ワイヤーL字フックチップ電極，リガシュアー（LF1723，LF1737），エンシール，ネラトン15号（カート内）15 cm＋しごき棒，ボール電極

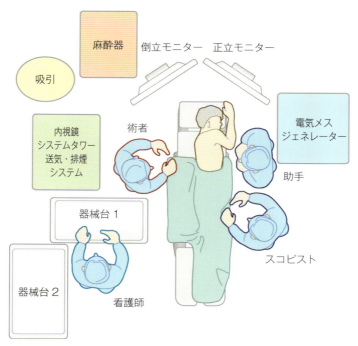

図1 機器配置図

手術の流れ	手術操作	手洗い看護師	外回り看護師
体位作成など	機器の配置（図1参照） ・麻酔医，外科医，看護師で側臥位とする ・手術台を屈曲させて，肋間を広げる	・緊急開胸用に＃21のメスをメスホルダーに付けておく ・術者に使用するポートの種類，ベッセルシーラーの種類を聞く	ヘッドライトの準備
消毒	・ドレープを体の前後に貼る ・滅菌手袋をはめた医師が消毒セットを開けて，ポビドンヨードを使用して術野を消毒		・フィブリン糊・フィブリンシートを準備する
ドレーピングと手術準備	・コンプレッセン・イソジンドレープを貼付．大コンプレッセンを広げる ・吸引は術者側に降ろす ・電気メスやカメラなどは助手側で第1助手の頭側から降ろす	・コンプレッセン6枚用意 ・コンプレッセン4枚渡したら，布鉗子1つ渡して残り2枚を1枚ずつ渡す．その後にイソジンドレープ，大コンプレッセンの順に渡す ・電気メス ・モノポーラーコード ・コダマダイサクション ・カメラ ・フック（フックの先はスイッチの方向に） ・ベッセルシーラー（出すか確認） ・ガイスター鑷子 　3ポートなら10°曲がり，単孔なら縦開きガイスター鑷子	・メーヨー板を設置する ・術者側（患者の右側）に低い足台を2つ並べて，その上にモノポーラの足踏みを乗せる ・助手側にも低い足台 ・麻酔器を頭側へ移動．術者，助手が見やすい場所にモニター移動

→続く

手術の流れ	手術操作	手洗い看護師	外回り看護師
		10°曲がりガイスター鑷子 縦開きガイスター鑷子 オリンパス鉗子鑷子型 オリンパス鉗子ヘラ型（モノポーラーコードを付けておく）主に止血用 ・Dr. フォグ ・濡れガーゼ，乾いたガーゼを準備 ・術野に1枚ガーゼを常に置く	
手術開始・皮膚切開からポート挿入まで	・#11メスで皮膚切開．電気メスで止血後コッヘルで剥離 ・3ポート手術の場合，2ヵ所ポート挿入，小切開にウーンドリトラクターXS挿入 ・単孔式手術の場合は1ヵ所の切開創．ウーンドリトラクターXSを使用する場合としない場合がある（確認）．しない場合は1-0絹糸で創縁に5mmのストルツポートを固定する	・#11メスを術者に渡す ・第1助手に有鈎鑷子を2本渡す．術野にガーゼ1枚 ・術者：皮膚切開→電メス→コッヘル ・助手：有鈎鑷子2本（ときに短い筋鈎2本） ・カメラポートを挿入する ・小切開は，ウーンドリトラクターXS ・単孔式手術の場合，カメラポート挿入後，1-0絹糸角針にて固定するため準備する	・麻酔科：片肺換気開始 ・無影灯は補助灯に切り替える ・部屋の明るさを"30"に設定する ・ブルーレイ録画，HD録画を開始する
胸腔内洗浄細胞診	・胸水採取 ・洗浄細胞診	・温生食とロートを渡す ・コダマダイサクション，コッヘル，スピッツを準備 ・検体をもらったら，標本名，ヘパリン使用の有無，検体をおろしてよいかどうかを医師へ確認し，外回り看護師へ伝達する	・洗浄細胞診する場合は生食100mL清潔野に出す ・検体をもらったら，ヘパリンを少量入れておく ・マニュアルにそって，標本を取り扱う

→続く

手術の流れ	手術操作	手洗い看護師	外回り看護師
腫瘍生検（術前に肺癌と診断されていない場合）．肺部分切除を行う場合と針生検する場合がある	・針生検の場合： 生検針で検体採取．生検針に付着した検体を，ろ紙にとる．助手はソラココットン大で穿刺したところを圧迫止血．2〜3回刺す ・部分切除の場合： 自動吻合器で肺部分切除を行う	迅速病理の提出 針生検の場合： ・生検針用意 ・助手にソラココットン大 ・シャーレ，ろ紙を用意 ・乾いたろ紙1枚を細長く切って用意．検体のついたろ紙は，シャーレにいれて，生食で湿らす．外回り看護師に渡す（迅速に） 部分切除の場合： ・清潔なさばき台を準備し，医師へ#11メス，鑷子，ガーゼ，モスキート，クーパー（中）を渡す ・さばいた検体は切離した肺も病理へ一緒に提出する	検体を受け取って検体名を聞きラベルを貼って病理部に提出する
胸膜の切離	・多くは，左手ガイスター鑷子，右手に剥離鉗子で剥離し，vessel sealing device（リガシュアーなど）で切離する	・術者：ガイスター鑷子，ベッセルシーラー（リガシュアーなど），ソラメット鉗子か単孔式肺剥離鉗子，ソラココットン，フック，リガシュアー ・助手：ソラココットン大2つ	
肺静脈気管支の剥離・切断	・左手ガイスター鑷子，右手にソラメット鉗子で剥離し，血管が剥離できたら1-0絹糸でテーピング，モスキートで糸を把持．ペンローズ（ステープラーが通しやすいように使用する）を通すこともある．血管用ステープラーで切断．糸を胸腔鏡用ハサミで切る ・血管を結紮するときは2-0絹糸を使用．ノットプッシャー，手水（エラスター針外筒＋20 mLシリンジ）を使用して結紮を行い，胸腔鏡用ハサミで糸を切離する	・1-0絹糸 ・術者が「糸」と言ったら，術者のガイスター鑷子の先に下図のように糸を持たせる（鑷子の先端に渡す．術者はモニターから目が離せないので準備ができたら「はい」や「どうぞ」と言って糸を掴んでもらう） どちらか．できるだけ先端に！ 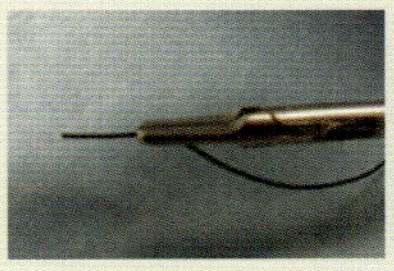 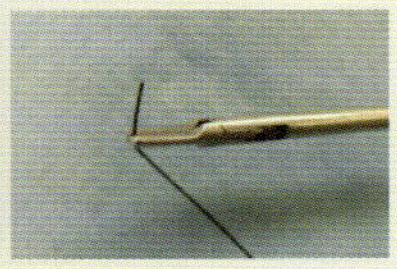 ・単孔式の場合は「輪っか」と言われたら，鑷子の先端に1-0絹糸を直径1cm弱の輪にして持たせる 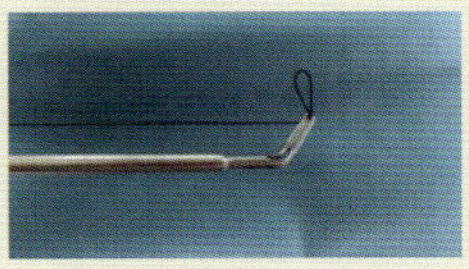 ・モスキート ・ペンローズ6 mm（先を片方斜めに切っておく） ・糸と同様に術者にペンローズを渡す．鑷子の先端が，斜めに切った先の長い方．先端から1 cmくらいのところを持たせる） 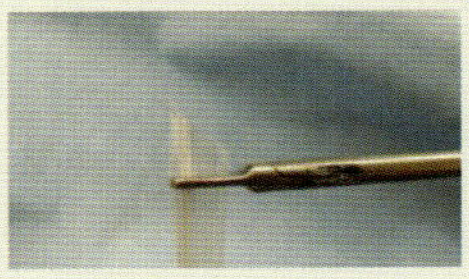 （例） ・血管用ステープラーのアンビル側（ステープラーの先の銀色で薄い方）を下にして渡す ・切断後，糸を胸腔鏡用ハサミで切断 ・使用したカートリッジは破棄する．粘膜暴露に注意．カッターの先を湿布缶（小）の中の生食で十分洗浄する．残渣付着したまま使用すると，組織吻合不良の原因となり，出血につながるおそれがあるため	血管用ステープラー用意

→続く

手術の流れ	手術操作	手洗い看護師	外回り看護師
葉間作製（通常，肺葉間（上葉と中葉の間など）は十分かれていない場合ステープラーで切断する必要がある）	・臓側胸膜をリガシュアーなどで切開．葉間の肺動脈を露出 ・剥離鉗子（曲，直）で葉間を通して，2号絹糸75 cmでテーピング．自動吻合器で切断	・ガイスター鑷子 ・フック ・リガシュアー ・ソラメット剥離鉗子 ・単孔式肺剥離鉗子 ・2号絹糸75 cm ・ペンローズ6号 ・自動吻合器（渡す時にはアンビルを下にする）	・自動吻合器（Powered ECHELON FLEX®かエンドGIA™）を用意．使用するカートリッジの種類を医師に確認する
肺動脈切断（損傷すると大変危険）	・ソラメット鉗子で通して，1-0絹糸でテーピング．Powered ECHELON FLEX®7などで切断．血管が細い場合は，2-0絹糸で結紮後vessel sealing device（リガシュアーなど）で切断することがある ・血管損傷時は，ミドリジャ270°をすぐ出せるように!!医師は「血管鉗子」と言う	肺静脈切断と同様に切断 ・ガイスター鑷子 ・ソラメット剥離鉗子 ・単孔式肺剥離 ・1-0絹糸 ・ペンローズNo.6 ・自動吻合器（Powered ECHELON FLEX®7）（渡すときはアンビルを下にする） ※血管用ステープラーは使用前に先端を生食で濡らす（1発目）．2発目以降はカートリッジを外して十分に先端を洗う	・血管用ステープラーの交換カートリッジを用意
気管支切断・肺摘出	・気管支周囲のリンパ節を郭清しながら露出する ・気管支を2号絹糸でテーピング ・自動吻合器（エシェロン緑など）で切断 ※中葉気管支のみエシェロン金で切離する ・バッグを胸腔内に挿入 ・肺を肺鉗子（曲）でつかんでバッグに挿入，体外へ摘出	・ガイスター鑷子 ・ソラメット剥離鉗子 ・ソラメット肺鉗子 ・単孔式肺剥離鉗子 ・単孔式肺鉗子 ・リガシュアー ・フック ・自動吻合器（Powered ECHELON FLEX®もしくはエンドGIA™） ・バッグ ・標本名・固定方法を医師へ確認する．標本は術後医師がさばくことが多いため，清潔野にて保管する（バッグから出さないこと）	・自動吻合器（Powered ECHELON FLEX®7かエンドGIA™）を用意．使用するカートリッジの種類を医師に確認する
エアリークテスト	・気漏，出血の有無を確認する ・蒸留水を胸腔内に注入 ・ソラココットン大で肺を押さえる	・湿布缶，ロート ・蒸留水500 mL（基本的に蒸留水を使用するが，心膜が開いている場合は，不整脈の発生が危惧されるため生理食塩水を使用する） ・術者にソラココットン大2つ，助手に大1つ渡す	・温蒸留水用意 ・麻酔科にて片肺換気→両肺換気→片肺換気と換気方法が変動するため，モニター注意
リンパ節郭清	・上縦隔と気管分岐下リンパ節を郭清する	・術者はガイスター鑷子，ソラメット剥離鉗子と，リガシュアーを使用 ・助手はソラココットン小，吸引管，胸腔鏡用ヘラを使用	・標本が多く出るため，シャーレをすぐに提供できるよう準備 ・標本名を間違えないように，器械出しと声をかけあい，看護記録に記載する
気漏部修復	・空気漏れがある場合，プロリーン®やアスフレックスなどでの縫合やフィブリン糊＋PGAシートなどを用いて閉鎖する※PGAシート（ネオベール®）使用時 ①フィブリン糊青のみをスプレーし，ネオベールを貼付 ②フィブリン糊赤・青を一緒にしてスプレーする	・フィブリン糊 ・フィブリンシート（通常は8つに切る．圧迫してつぶしておくか医師に確認する） ・PGAシート（サイズあり，通常は5x10 cmを使用する．これも3つに切ることが多いが，確認する） ・プレジェット付きの4-0アスフレックス，プロリーン®3-0SH1，4-0SHもしくは4-0 PDSIIを使用する．胸腔鏡用持針器で針の部分を把持し，医師へ提供する．手水（エラスター針外筒＋20 mLシリンジに生食）とノットプッシャー，胸腔鏡用ハサミを準備	・フィブリン糊使用時は，胸腔鏡用スプレーセットを出すこと

→続く

手術の流れ	手術操作	手洗い看護師	外回り看護師
胸膜外カテーテル挿入	・イソジンドレープを一部はがし，硬膜外針を肋間より穿刺し，そこから壁側胸膜外へカテーテルを挿入（黒いマーキングのある方を挿入する）．カテーテルの黒いマーキングのない方にコネクターをつける ・医師より「入れて」と言われたら，局所麻酔薬 20 mL をゆっくり注入する．（このとき，シリンジとカテーテルの接続部を把持しながら注入する．圧をかけるため，シリンジとの接続部分が外れ薬液が漏れてしまう場合があるため） ・薬液の注入が終了したら，シリンジを外しカテーテルキット内の青キャップをする ・1/2 に切ったステリストップ™にてカテーテルを仮固定する	・硬膜外針 ・硬膜外カテーテル ・5 mL 青シリンジ② ・テガダーム™ ・ステリストリップ™（1/2 に切る） ・外回り看護師と確認し薬杯に局所麻酔薬 20 mL を入れてもらい，5 mL 青シリンジにすっておく． ・カテーテルの黒いマーキングの入っていない白い方に，シリンジとの接続のコネクターをつけ，局所麻酔薬にてカテーテル内を満たしておく ・カテーテル留置後，シリンジを外し，青キャップにて蓋をする ・胸膜外へ局所麻酔薬を注入し，胸膜を剥離するが，局所麻酔薬が足りなくなったら，生食でも OK	・器械出し看護師と局所麻酔薬 20 mL を確認し，術野へ提供する．
ドレーン挿入	・まず 2-0 バイクリルで 2 針で患者前方の創閉鎖 ・皮下トンネルを作成してドレーンを挿入する ・1-0 角針でドレーン固定	・ドレーン ・ドレーン鉗子（鉤つき曲がりコッヘル） ・2-0 CR バイクリル ・1-0 角針絹糸 ・ガーゼカウントを速やかに行う	・ドレーンバックを出す ・ブルーレイ，HD 録画を止める
閉胸	・まず 2-0 バイクリルで創閉鎖 ・4-0 PDSII で皮内縫合 ・ダーマボンド®	・2-0 CR バイクリル ・4-0 PDSII（2 本用意） ・モスキート ・ダーマボンド® ・有鉤鑷子（PDSII のときは先細が良い） ・Y カットガーゼ ・16 折ガーゼ ・胸膜外カテーテルはステリストリップ™とテガダーム™にて固定する．その後，テープにて固定する	・2 件目がある場合は滅菌する器械を確認 ・ガーゼカウント ・ドレーンが降りたら，メラサキュームのバッグ内に蒸留水 24 mL 注入して持続吸引を行う．圧は術者に確認 ・トパーズの場合は専用の接続チューブを術野へ提供し，トパーズの圧設定後，トパーズのバッグへ接続する
手術終了	・創部はダーマボンド®にて保護，ドレーン挿入部に Y カットガーゼ，1/4 ガーゼをあてる ・胸膜外カテーテルが抜けないようにドレープをはがす	・術後レントゲン写真を撮影して気管内チューブを抜管するまでは器械は清潔にとっておく ・胸膜外カテーテルを固定する際は，硬膜外カテーテルの固定方法と同じ（テガダーム™のまわりを覆うようにテープを貼付し，カテーテルをテープで固定する）	・1/4 ガーゼは白の紙テープで固定し，ドレーンは伸縮テープ 10 cm 幅にて固定する ・胸膜外カテーテルはテープにて固定 ・仰臥位へ戻し，レントゲン撮影する ・場合によってはラリンジアルマスクを使用する場合があるため，必要時準備する

2 剣状突起下アプローチによる単孔式胸腺摘出術

A 準備機材

肺葉切除セット：肺葉切除手術準備マニュアル（p.126）参照．

その他：HD30°硬性鏡カメラスコープ 一体型（5 mm），アルノートラップシングルもしくは Gel POINT® アドバンスドアクセスプラットフォーム，リガシュアーメリーランド型 5 mm 37 cm，SILS™ クリンチ，メモバッグ（緑），無影灯の手，X線ガーゼ20枚，シャーレ，ポケット，ダブルチェッカー3個入，モノポーラコード，絹糸 1-0　75 cm，0バイクリル VCP727D，4-0 PDS PDP304H，イソジンドレープ　，＃ No. 11，21，ソラココットン　大・小，ラパロドレープ，ディスポコンプレッセン6枚，電気メス（0037H），3 m 吸引チューブ，Dr. フォグ，外科針，スキャンラン®吸引管（曲り長いもの），送気・排煙チューブ，ステリストリップ™，エアシール 5 mm

B 予備部品

正中切開用開胸器，胸腔鏡セット（肺葉切除手術準備マニュアル（p.126）参照），単孔式手術用肺鉗子2点，長い胸腔鏡用持針器，肋骨剪刀セット，SILS™ ダイセクター，SILS™ シザーズ，スターナムソー（もしくはオシレーター），スターナムソーの刃，3 m 吸引チューブ，Yカットガーゼ，スピッツ，シャーレ，1/4白ガーゼ10枚組他，ベッセルテープ黄・太，電気メス，胸骨持針器

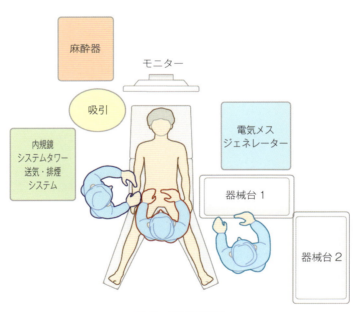

図2　機械配置図

手術の流れ	手術操作	手洗い看護師	外回り看護師
体位作成など	機器の配置（図2参照） ・仰臥位，両腕は開いても体幹に沿わせても良い．手術台の脚側を少し下げた状態にする	・緊急開胸用に＃21のメスをメスホルダーに付けておく	麻酔導入時の点滴末梢ラインは右手で行う．（術中出血した場合に無名静脈の遮断をすることがあるため）

→続く

手術の流れ	手術操作	手洗い看護師	外回り看護師
消　毒	・滅菌手袋をはめた医師が消毒セットを開けて，ポビドンヨードを使用して術野を消毒		・フィブリン糊・フィブリンシートを準備する
ドレーピングと手術準備	・コンプレッセン・イソジンドレープを貼付．大コンプレッセンを広げる ・吸引，カメラコード，送気と排煙チューブを患者の右側に降ろす ・電気メス，Vessel sealing device（リガシュアーなど），コードは患者の左側に降ろす	・コンプレッセン6枚用意 ・コンプレッセン4枚渡したら，布鉗子1つ渡して，残り2枚を1枚ずつ渡す．その後に，イソジンドレープ，大コンプレッセンの順に渡す ・電気メス ・吸引管 ・カメラ ・ベッセルシーラー（リガシュアー） ・SILS™ クリンチ ・Dr. フォグ ・濡れガーゼ，乾いたガーゼを準備 ・術野に1枚ガーゼを常に置く	・ホワイトバランス ・術者，助手が見やすい場所にモニター移動
手術開始・皮膚切開からポート挿入まで	・#11メスで皮膚切開．電気メスで止血・剥離 ・GelPOINT® Mini もしくはアルノートを挿入する ・送気・排煙チューブを接続	・#11メスを術者に渡す ・第1助手に有鈎鑷子を2本渡す．術野にガーゼ1枚 ・術者：皮膚切開→電メス ・助手：有鈎鑷子2本→短い筋鈎2本	・無影灯は補助灯に切り替える ・部屋の光明るさを"30"に設定する ・ブルーレイ録画，HD録画を開始する ・ポートが挿入されたら送気を8 mmHg高速送気で開始する．排煙のフットスイッチを助手側の足元へ置く
胸腺摘出術	・術者の左手にSILS™ クリンチ，右手にリガシュアーを持って胸腺摘出術を行う ・止血確認，異物残存の有無を確認する	・リガシュアーの先端が汚れたら濡れたガーゼで拭く	
ドレーン挿入から閉創まで	・GelPOINT® Mini もしくはアルノートを抜去 ・ドレーン挿入 ・筋層縫合 ・皮内縫合 ・ドレーン固定	・丸針持針器，0バイクリル，有鈎セッシ，クーパー（曲） ・ウェブスター，4-0PDS 有鈎セッシ，クーパー（曲）角針持針器，角針，1-0絹糸 ・Yカットガーゼ，1/4ガーゼ，ステリストリップ™	・送気停止．ブルーレイの録画を停止する ・ドレーンの提供とともに，メラコネクター付接続管・メラアクアシールD2バックも術野へ提供する． ・ガーゼカウントを行う ・ドレーンバックが清潔野より下りてきたら，バック内へ蒸留水24 mLを注入し，メラサキュームへ接続する．吸引圧は医師へ確認し，持続吸引を開始する ・器械はレントゲンを確認するまで，清潔に保っておく
手術終了	・創部にYカットガーゼ，1/4ガーゼをあてる	・術後レントゲン写真を確認するまでは器械は清潔にとっておく	・1/4ガーゼは白の紙テープで固定し，ドレーンは伸縮テープ5 cm幅にて固定する

3 ロボット（Xi システム）肺葉切除術＋リンパ節郭清

A 準備機材

肺葉切除セット：肺葉切除手術準備マニュアル（p.126）参照．

胸腔鏡セット：肺葉切除手術準備マニュアル（p.126）参照．

da Vinci®関連：da Vinci®アクセサリーセット Xi 用，da Vinci®スコープ 30°，da Vinci®用モノポーラコード×1，バイポーラコード×2（1 本に紐をつける），da Vinci®フェネストレイトバイポーラ，da Vinci®メリーランドバイポーラ，da Vinci®モノポーラスパチュラ，da Vinci®カディエール鉗子，da Vinci®ステープラー 30 mm 曲（白）・45 mm 直（青，緑），ベッセルシーラー，da Vinci®ML クリップアプライヤー，da Vinci®スーチャーカッター，腹腔鏡手術用の長い鑷子（有窓把持鉗子：オリンパスクローチェ鉗子），da Vinci®用俵ガーゼ 3 cm，5 cm，ラパロガーゼ，1-0 絹糸 12 cm（血管テーピング用），2 号絹糸 15 cm（気管支，葉間テーピング用），1-0 絹糸 10 cm（血管結紮用），Xi カニューラシール（470361）×2，Xi カニューラシール×2（470380），12-8 mm リデューサー×2，ステープラー用シーススリーブ×1，da Vinci®Xi 用アームドレープ（470015）×4，布術衣，緑布，麦粒鉗子，歯ブラシ，6 mm×8 mm I 字管，コダマダイサクション

その他：ガイスター鑷子，スキャンラン®吸引管（長，直），単孔式手術用肺鉗子 2 点 HD30° 硬性鏡カメラスコープ 一体型（10 mm か 5 mm かは確認），ストルットロッカー（10 mm または 5 mm，カメラの径により決定），ウーンドリトラクター XS，ソラコポート 12 mm もしくは 5 mm，無影灯の手，X 線ガーゼ 10 枚，シャーレ，ポケット，ダブルチェッカー 3 個入，ペンローズドレーン No.6，モノポーラコード，湿布缶（大），湿布缶（小）（ステープラー洗浄用），2 号絹糸 75 cm，1-0 絹糸 75 cm，2-0 絹糸 75 cm，2-0 バイクリル VCP775D，4-0 PDS PDP304H，イソジンドレープ，コダマダイサクション，メス刃 #11，21，ソラココットン大・小 各，ラパロドレープ，ディスポコンプレッセン 6 枚，5 mL 青シリンジ（胸膜外カテーテル用），電気メス（0037H），3 m 吸引チューブ，ロート，ステリストリップ，アルノート，エアシール 5 mm

B 予備物品

da Vinci®鉗子（モノポーラカーブドシザーズ，ラージニードルドライバー），ストライカーフロー，開胸器セット，肋骨剪刀セット，成毛式輪状肺把持鉗子大・小，クーリーデラ 3 点，胸腔鏡用持針器曲り，玉つき剥離鉗子 4 点，3 m 吸引チューブ，Y カットガーゼ，スピッツ，シャーレ，1／4 白ガーゼ 10 枚組他，電気メス先（中・長）各，ピオクタニン，ベッセルテープ黄・太，ダーマボンド®，Dr. Fog，ワイヤー L 字フックチップ電極，リガシュアー，エンシール®，血管テープ太，ネラトン 15 号（カート内）15 cm＋しごき棒，ボール電極

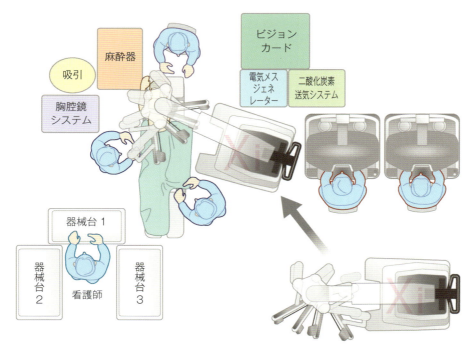

図3　機器配置図

手術の流れ	手術操作	手洗い看護師	外回り看護師
体位作成・消毒	機器の配置（図3参照） 右側の手術時（左側臥位）は麻酔器と手術台を反対側に移動してda Vinci®ペーシェントカートが常に患者の背側からドッキングできるように配置する ・麻酔医，外科医，看護師で側臥位とする ・手術台を屈曲させて（さばおり），肋間を広げる ・ドレープを体の前後に貼る ・滅菌手袋をはめた医師が消毒セットを開けて，ポビドンヨードを使用して術野を消毒	・緊急開胸用に#21のメスをメスホルダーに付けておく ・術者に使用するポートの種類を聞く	・ヘッドライトの準備 ・フィブリン糊・フィブリンシートを準備する
ドレーピングと手術準備	・コンプレッセン5枚→布鉗子1本→コンプレッセン1枚→イソジンドレープ→布鉗子除去→ラパロドレープ ・吸引は術者側に降ろす ・電気メスやカメラなどは助手側で第1助手の頭側から降ろす	・コンプレッセン6枚用意 ・コンプレッセン4枚渡したら，布鉗子1つ渡して，残り2枚を1枚ずつ渡す．その後に，イソジンドレープ，大コンプレッセンの順に渡す ・以下のコード，チューブ類を降ろす 　・電気メスのコード 　・モノポーラ，バイポーラコードx2 　・吸引チューブ 　・da Vinci®カメラ 　・送気システムチューブ ・濡れガーゼ，乾いたガーゼを準備 ・術野に1枚ガーゼを常に置く	・ホワイトバランスは不要

→続く

手術の流れ	手術操作	手洗い看護師	外回り看護師
手術開始・皮膚切開からポート挿入まで	・#11メスで皮膚切開．電気メスで止血後コッヘルで剥離 ・5ヵ所ポート挿入．挿入時は8mmポートと12mmポートを皮膚に押し付けてポートのサイズに合わせて皮膚切開をする ・小切開を行いアルノート単孔式ポートを挿入する場合がある ・ポートにステリストリップ™を貼り付けることがある	・皮膚切開の前に8mmと12mmのポートを術者に渡す ・#11メスを術者に渡す ・第1助手に有鉤鑷子を2本渡す．術野にガーゼ1枚 ・術者：皮膚切開→電メス→コッヘル ・助手：有鉤鑷子2本（ときに短い筋鉤2本） ・ポートを挿入する	・麻酔科：片肺換気開始 ・無影灯は補助灯に切り替える ・部屋の明るさを"30"に設定する ・ブルーレイ録画，HD録画を開始する
胸腔内洗浄細胞診	・肺葉切除手術準備マニュアル参照（p.126）	・肺葉切除手術準備マニュアル参照（p.126）	・肺葉切除手術準備マニュアル参照（p.126）
da Vinci®ドッキング	・患者の左側からペーシェントカートをドッキングさせる ・多くは一番背側のポートから順番にカディエール，フェネストレーテッドバイポーラ，カメラ，メリーランドもしくはスパチュラの順である ・外付け（Valleylab™ FXもしくはVio®3）につないだバイポーラコード（紐をつけておく）をメリーランドに接続させる ・da Vinci®システム付属のバイオソフト凝固につないだバイポーラコードをフェネストレーテッドバイポーラに接続する ・スパチュラを使用する場合はモノポーラコードをスパチュラに接続させる	・カディエール，フェネストレーテッドバイポーラ，カメラ，メリーランドバイポーラもしくはスパチュラを準備 ・バイポーラコード2本用意　スパチュラを使用する場合はモノポーラコードを用意	安全にロールインできるよう声掛けを行う．カートが患者に接触していないか確認する
肺切除＋リンパ節郭清	・血管処理は，12cmに切った1-0絹糸でテーピングし，da Vinci®クリップMLで糸の両端をクリップ ・da Vinci®ステープラーで切離する ・気管支，葉間も同様であるが糸は2号絹糸を使用する	・糸や俵ガーゼなどを有窓把持鉗子で把持して助手に渡す ・メリーランドバイポーラの先端は汚れやすいので適時先端を歯ブラシなどで拭いておく	緊急開胸をする場合は，医師の指示にて看護師がロールアウトする
エアリークテスト	・気漏，出血の有無を確認する ・蒸留水を胸腔内に注入 ・術者の鉗子と助手のソラココットン（大）で肺を押さえる	・湿布缶，ロート ・蒸留水500mL ・助手にソラココットン大2つ，渡す	・温蒸留水用意 ・麻酔科にて片肺換気→両肺換気→片肺換気と換気方法が変動するため，モニター注意
気漏部修復	・空気漏れがある場合，da Vinci®システムを使用してプロリーン®やバイクリルで縫合もしくはフィブリン糊など（右記）を用いて閉鎖する	・スーチャーカッター	フィブリン糊使用時は，胸腔鏡用スプレーセットを出すこと
胸膜外カテーテル挿入	・肺葉切除手術準備マニュアル参照	・肺葉切除手術準備マニュアル参照	・肺葉切除手術準備マニュアル参照
ドレーン挿入	・肺葉切除手術準備マニュアル参照	・肺葉切除手術準備マニュアル参照	・肺葉切除手術準備マニュアル参照
閉胸	・肺葉切除手術準備マニュアル参照	・肺葉切除手術準備マニュアル参照	・肺葉切除手術準備マニュアル参照
手術終了	・肺葉切除手術準備マニュアル参照	・肺葉切除手術準備マニュアル参照	・肺葉切除手術準備マニュアル参照

4 剣状突起下アプローチによるロボット支援胸腺摘出術

A 準備機材

肺葉切除セット：肺葉切除手術準備マニュアル（p.126）参照．

単孔式手術用器具：Gel POINT® アドバンスドアクセスプラットフォーム，リガシュアーメリーランド型 5 mm 37 cm，SILS™ クリンチ，単孔式手術用肺鉗子2点

da Vinci®関連：da Vinci®アクセサリーセット Xi 用，da Vinci®スコープ30°，da Vinci®用モノポーラコード×1 バイポーラコード×2（1本に紐をつける），da Vinci®フェネストレイトバイポーラ，da Vinci®メリーランドバイポーラ，da Vinci®モノポーラスパチュラ，da Vinci®カディエール鉗子，ベッセルシーラー，ML クリップアプライヤー，腹腔鏡手術用の長い鑷子（オリンパスクローチェ鉗子），da Vinci®用俵ガーゼ 3 m，5 cm，ラパロガーゼ，Xi カニューラシール（470361）×2，da Vinci®Xi 用アームドレープ（470015）×4，布術衣，緑布，麦粒鉗子

その他：HD30°硬性鏡カメラスコープ 一体型（5 mm），臓器摘出用バッグ，無影灯の手，X 線ガーゼ 10 枚，シャーレ，ポケット，ダブルチェッカー3個入，モノポーラコード，湿布缶（大），2号絹糸 75 センチ，1-0 絹糸 75 cm，2-0 絹糸 75 cm，2-0 バイクリル VCP775D，4-0 PDS PDP304H，0 バイクリル VCP775D イソジンドレープ，メス刃 #11，21，ソラココットン大・小，ラパロドレープ，ディスポコンプレッセン 6 枚，電気メス（0037H），3 m 吸引チューブ，Dr. フォグ，外科針，スキャンラン®吸引管（長いもの（曲り）），送気・排煙チューブ，ステリストリップ，アルノート，エアシール 5 mm

B 予備物品

正中切開用開胸器，胸腔鏡セット（肺葉切除手術準備マニュアル（p.126）参照），肋骨剪刀セット，da Vinci®ステープラー30 mm 曲（白），45 mm 直（青，緑），SILS™ ダイセクター，SILS™ シザーズ，スターナムソー（もしくはオシレーター），スターナムソーの刃，3 m 吸引チューブ，Y カットガーゼ，スピッツ，シャーレ，1/4 白ガーゼ 10 枚組他，6 mm×8 mm I 字管，胸骨持針器

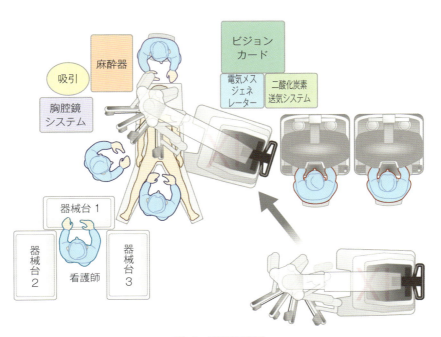

図4　機器配置図

手術の流れ	手術操作	手洗い看護師	外回り看護師
体位作成など	機器の配置（図4参照） ・仰臥位，両腕はロボットアームが当たらないように開く．手術台の脚側を少し下げた状態にする	・緊急開胸用に＃21のメスをメスホルダーに付けておく	
消毒	・滅菌手袋をはめた医師が消毒セットを開けて，ポビドンヨードを使用して術野を消毒		・フィブリン糊・フィブリンシートを準備する
ドレーピングと手術準備	・コンプレッセン・イソジンドレープを貼付．大コンプレッセンを広げる ・吸引，カメラコード，送気と脱気チューブ，ベッセルシーラー（リガシュアー）のコードを患者の右側に降ろす ・電気メス，da Vinci®システムのモノポーラおよびバイポーラのコードは患者の左側に降ろす	・コンプレッセン6枚用意 ・コンプレッセン4枚渡したら，布鉗子1つ渡して，残り2枚を1枚ずつ渡す．その後に，イソジンドレープ，大コンプレッセンの順に渡す ・電気メスコード ・モノポーラーコード ・吸引管 ・da Vinci®カメラコード ・ベッセルシーラー（リガシュアー）コード ・da Vinci®用モノポーラコード×1，バイポーラコード×2 ・濡れガーゼ，乾いたガーゼを準備 ・術野に1枚ガーゼを常に置く	・ホワイトバランスは不要 ・術者，助手が見やすい場所にモニター移動
手術開始・皮膚切開からポート挿入まで	・#11メスで皮膚切開．電気メスで止血・剥離 ・GelPOINT® Mini，エアシール5mmもしくはアルノートを挿入する ・送気・排煙チューブを接続	・#11メスを術者に渡す ・第1助手に有鈎鑷子を2本渡す．術野にガーゼ1枚 ・剣状突起下ポート： 術者：皮膚切開→電メス 助手：有鈎鑷子2本→短い筋鈎2本	・麻酔科：片肺換気開始． ・無影灯は補助灯に切り替える ・部屋の光明るさを"30"に設定する ・ブルーレイ録画，HD録画を開始する ・ポートが挿入されたら送気（8mmHg高速送気）を開始する．排煙のフットスイッチを助手側の足元へ置く
ドッキング前の手技	・リガシュアーで胸腺を胸骨から剥離し，両側の胸膜を切開 ・両側側胸部からda Vinci®ポートを挿入する．挿入する前に皮膚に押し付けてポートのサイズに合わせて皮膚切開をする	・リガシュアーの先端が汚れたら濡れたガーゼで拭く ・側胸部皮膚切開の前に8mmのポートを術者に渡す ・側胸部ポート： 術者：皮膚切開→電メス→コッヘル． 助手：有鈎鑷子2本（ときに短い筋鈎2本）．ポートを挿入する	
ドッキング	・患者の左側からペーシェントカートをドッキングさせる ・通常，1番アームにカディエール，2番アームにフェネストレーテッドバイポーラ，3番アームにカメラ，4番アームにメリーランドバイポーラかスパチュラを挿入する ・外付け（Valleylab™ FXもしくはVio3）につないだバイポーラコード（紐をつけておく）をメリーランドに接続させる ・da Vinci®付属のバイオソフト凝固につないだバイポーラコードをフェネストレーテッドバイポーラに接続する ・スパチュラを使用する場合はモノポーラコードをスパチュラに接続させる	・カディエール，フェネストレーテッドバイポーラ，カメラ，メリーランドバイポーラもしくはスパチュラを準備 ・バイポーラコード2本用意 ・スパチュラを使用する場合はモノポーラコードを用意 ・ベッセルシーラー	・安全にロールインできるよう声掛けを行う．ロボットアームが患者に接触していないか確認する．
胸腺摘出術	・メリーランドバイポーラやベッセルシーラーで剥離を行う	・メリーランドバイポーラの先端は汚れやすいので適時先端を拭いておく	・第1アームが患者の右腕に当たっていないか確認する

→続く

手術の流れ	手術操作	手洗い看護師	外回り看護師
ドレーン挿入から閉創まで	・Gel POINT® Mini を抜去 ・20 Fr ドレーン挿入 ・筋層縫合 ・皮内縫合 ・ドレーン固定	・丸針持針器，2-0 バイクリル，有鉤鑷子，クーパー（曲） ・ウェブスター，4-0 PDS，有鉤鑷子，クーパー（曲）角針持針器，角針，1-0 絹糸 ・Y カットガーゼ，1/4 ガーゼ，3M テープ	・da Vinci®ロールアウト ・送気停止．ブルーレイの録画を停止する ・ドレーンの提供とともに，メラコネクター付接続管・メラアクアシール D2 バックも術野へ提供する ・ガーゼカウントを行う ・ドレーンバックが清潔野より下りてきたら，バック内へ蒸留水 24 mL を注入し，メラサキュームへ接続する．吸引圧は医師へ確認し，持続吸引を開始する ・ドレーン部分のガーゼを紙テープでとめ，ドレーンは伸縮テープにて固定する ・器械はレントゲンを確認するまで，清潔に保っておく
手術終了	・創部はダーマボンド®にて保護，ドレーン挿入部に Y カットガーゼ，1/4 ガーゼをあてる	・術後レントゲン写真を確認するまでは器械は清潔にとっておく	・1/4 ガーゼは白の紙テープで固定し，ドレーンは伸縮テープ 5 cm 幅にて固定する

索　引

数字・欧文

#11s リンパ節の剥離 … 79
#11 リンパ節の露出 … 94
2 孔式胸腺摘出術 … 119
3 ポート肺葉切除術 … 75, 76
Clarity モード … 6
CO_2 送気システム … 58
da Vinci® 肺葉切除ポート位置 … 106
da Vinci® ロボット支援肺葉切除術 … 105
da Vinci® Skills SimulatorTM … 66
da Vinci® サージカルシステム … 47
da Vinci® ステープラー … 54
DeBakey 型 … 7
Dr. フォグ … 15
Dual-port thymectomy … 119
embryonic-natural orifice transluminal endoscopic surgery … 35
EndoCAMeleon® … 5
e-NOTES … 35
FX-8 … 56
GelPOINT® Mini … 74
GelPOINT® Mini アドバンスドアクセスプラットフォーム … 37
GelPOINT® Mini 挿入法 … 40
hybrid VATS … 2
LigaSure™ Maryland … 12, 37
PCPS … 31
percutaneous cardiopulmonary support … 31
reduced port surgery … 119
S^6 区域切除 … 95
Signia™ … 14
SILS™ クリンチ … 44
SILS™ Port … 37
Si システム … 63
STERILE STOW … 65
SurgQuest AirSeal® system … 58
thoracic paravertebral block … 27
V^{4+5} のテーピング … 82
VATS … 2
Vessel sealing device … 10, 11
video-assisted-thoracic surgery … 2
VIO®3 … 56
VISERA ELITE … 4
X-gate … 37
Xi システム … 62, 63, 121
Z 縫合 … 20

あ行

圧迫止血 … 30
アルノート® ラップシングル … 37
アルノート® 単孔式手術用サポート … 106
アルフレッサ単孔式ポート … 59
糸のテーピング … 39
ウイドウメーカー … 88
ウーンドリトラクター … 7
右側モニター倒立法 … 16
エアリークテスト … 26
エネルギープラットフォーム … 55
エンシール® … 12
エンド GIA™ … 13

か行

カーブドバイポーラダイセクタ … 53
開胸止血法 … 31
開胸手術 … 3
回収袋 … 16
ガイスターの DeBakey 鑷子 … 8
開創法 … 27
片側の肺楔状切除 … 74
片手の剥離操作 … 40
カメラペダル … 51
鉗子 … 52
間質性肺炎の肺生検 … 72
完全鏡視下手術 … 3
気管支切離 … 83
気管支切離後の肺動脈同定 … 95
奇静脈弓尾側 … 24
吸引管 … 14
胸腔鏡下 3 ポート肺楔状切除術 … 70
胸腔鏡下単孔式肺楔状切除術 … 72
胸腔鏡下肺切除術 … 70
胸腔鏡下肺葉切除術 … 126
胸腔鏡下 3 ポート肺区域切除術 … 95
胸腔鏡下縦隔腫瘍手術 … 111
胸腔鏡手術 … 2
胸腺右葉剥離 … 44
胸腺左葉剥離（クロスハンド法）… 45
胸腺左葉剥離（パラレル法）… 45
胸腺摘出術 … 112, 113, 114
胸部傍脊椎ブロック … 27
気漏閉鎖 … 26
緊急開胸手順 … 64
緊急離脱 … 64
曇り止め … 15
クラッチペダル … 51
クロスハンド法 … 45
経皮的心肺補助装置 … 31
結紮器 … 14
結紮法 … 21
結節の場所の地図 … 71
ケリー鉗子 … 10
剣状突起下アプローチ … 40, 60, 114, 119, 120, 132, 137
剣状突起下アプローチによる単孔式肺楔状切除術 … 73
剣状突起下アプローチによるロボット胸腺摘出術 … 120
後縦隔腫瘍核出術 … 111
子ポートの配置 … 122

さ行

サージョンコンソール … 49
自動縫合器の至適挿入ポート … 77
シミュレーター … 33
自由鉤 … 15
縦隔胸膜の切離 … 78, 117
縦隔リンパ節郭清 … 97
出血時のアルゴリズム … 30
術野展開 … 24
上大静脈損傷 … 32
神経原性腫瘍 … 111
神経鞘腫 … 111
深部結紮器 … 21
水平マットレス縫合 … 20
スキャンラン® ゴンザレス鉗子 … 36
スケーリング … 49, 51
スコープアングル … 50

スコピスト ……………………… 26	ノットプッシャー ……………… 14	右縦隔リンパ節郭清………… 97
ステープラー ………………… 12, 21		右上縦隔郭清 ………………… 98
ステープラーの曲げ方 ………… 22	**は行**	右上縦隔リンパ節郭清 ……… 108
ステレオビューワー …………… 51	ハーモニックスカルペル ……… 11	右上葉切除術 ………………… 77
ストライカーの内視鏡システム … 5	肺鉗子 …………………………… 10	右中葉切除術 ………………… 81
スワップペダル ………………… 51	肺静脈 …………………………… 24	右手の鉗子 …………………… 53
鑷子 …………………………… 9, 36	肺靭帯切離 ……………………… 25	右肺靭帯の切離 ……………… 84
鑷子型ホルダー ………………… 7	肺動脈幹 ………………………… 24	無名静脈 ……………………… 61
切離区域虚脱法 ………………… 95	肺動脈損傷 ……………………… 31	無名静脈損傷 ………………… 31
剪刀 ……………………………… 12	肺内処理先行法 ……… 87, 91, 94	無名静脈の露出 ……………… 117
全面癒着時対処法 ……………… 19	肺破裂 …………………………… 29	メリーランド ………………… 12
創保護具 ………………………… 7	ハイブリッド手術 ……………… 2	メリーランドバイポーラ …… 53
側胸部アプローチによる	剥離鉗子 ………………………… 10	モニター反転法 ……………… 16
胸腺摘出術 ………………… 112	剥離操作 ………………………… 19	モノポーラカーブドシザーズ … 54
側胸部アプローチによる	パラレル法 ……………………… 45	モノポーラスパチュラ ……… 54
単孔肺部分切除 …………… 72	パワードエシェロンフレックス® … 13	
ソフトソラコポート …………… 7	ビジョンカート ………………… 52	**や行**
	ピストル型ホルダー …………… 7	
た行	左上縦隔郭清 ………………… 100	葉間切離 ……………………… 80
体位 ……………………………… 18	左下葉切除術 …………………… 92	葉間肺動脈の露出 ………… 81, 85
第9肋間 ………………………… 59	左下葉気管支の切離 …………… 94	
第5肋間 ………………………… 59	左上葉切除術 …………………… 88	**ら行**
多孔式胸腔鏡手術 ……………… 19	左手用の鉗子 …………………… 52	ラージスーチャーカットニードル
タコシール® ………………… 30, 43	左手用の鑷子 …………………… 36	ドライバー ………………… 54
縦開きガイスター鑷子 ………… 36	左肺靭帯の切離 ………………… 92	ラージニードルドライバー …… 54
俵ガーゼ ………………………… 57	左肺動脈の露出 ………………… 88	リトラクションアーム ……… 58
単孔式胸腺摘出術 ……… 114, 132	左葉間肺動脈の露出 …………… 93	両側の転移性肺腫瘍 ………… 74
単孔式胸腺摘出術用のポート … 37	フェネストレイテッドバイポーラ … 52	両側性の気胸 ………………… 74
単孔式手術 ………………… 35, 126	フック型電気メス ……………… 14	リング鉗子 …………………… 10
単孔式手術時のポート固定 …… 73	フットスイッチパネル ……… 50, 51	リンパ節郭清 ……………… 126, 134
単孔式手術の出血対策 ………… 43	ブラ切除 ………………………… 72	ロールアウト ………………… 64
単孔式手術のトレーニング法 … 44	ペイシェントカート …………… 51	ロボット支援下肺葉切除 …… 59
単孔式手術用鉗子 ……………… 36	ベッセルシーラー ……………… 54	ロボット支援胸腺摘出術 … 120, 137
単孔式肺楔状切除術 …………… 72	縫合法 …………………………… 20	ロボット支援手術 …………… 47
単孔式肺葉切除時の配置 ……… 38	棒状のノットプッシャー ……… 21	ロボット手術時の出血後手順 … 64
単孔式肺葉切除術 …………… 101	傍脊椎神経ブロック ……… 28, 29	ロボット肺切除手術 ………… 62
ディベーキーフォーセプス …… 53	ポート …………………………… 7	ロボット肺葉切除術 ………… 134
電気メスフットスイッチ ……… 51	ポート挿入法 …………………… 19	
ドレーン挿入法 ………………… 27	ボール電極 ……………………… 14	
トンネリング …………………… 85		
	ま行	
な行	マスターコントロール ………… 50	
内視鏡システム ………………… 4	見上げ法 ………………………… 16	
長い吸引管 ……………………… 57	右#7郭清 ……………………… 97	
長い肺鉗子 ……………………… 57	右S⁶区域切除術 ………………… 95	
成毛式結紮器 …………………… 22	右下葉切除術 …………………… 84	
成毛式ソラココットン® ……… 15	右下葉肺動脈の切離 ………… 108	